2017年科普与软科学专项（科普专题）入库项目

科普教育读本

胃癌知识知多少

WEIAI ZHISHI ZHIDUOSHAO

张常华　何裕隆　主编

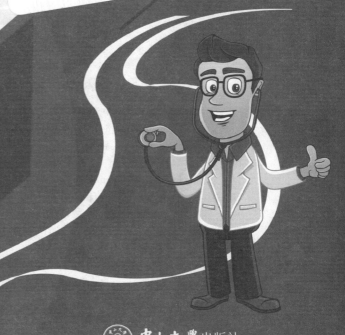

中山大学出版社

·广州·

版权所有　翻印必究

图书在版编目（CIP）数据

胃癌知识知多少/张常华，何裕隆主编．—广州：中山大学出版社，2018.6
（科普教育读本）
ISBN 978-7-306-06365-6

Ⅰ.①胃…　Ⅱ.①张…②何…　Ⅲ.①胃癌—诊疗　Ⅳ.①R735.2

中国版本图书馆 CIP 数据核字（2018）第 119446 号

出 版 人：王天琪
策划编辑：曾育林
责任编辑：曾育林
封面设计：曾　斌
责任校对：马霄行
责任技编：何雅涛
出版发行：中山大学出版社
电　　话：编辑部 020-84111996，84113349，84111907
　　　　　发行部 020-84111998，84111981，84111160
地　　址：广州市新港西路 135 号
邮　　编：510275　传　真：020-84036565
网　　址：http://www.zsup.com.cn　E-mail：zdcbs@mail.sysu.edu.cn
印 刷 者：佛山市浩文彩色印刷有限公司
规　　格：787mm×1092mm　1/16　5.375 印张　98 千字
版次印次：2018 年 6 月第 1 版　2018 年 6 月第 1 次印刷
定　　价：28.00 元

如发现本书因印装质量影响阅读，请与出版社发行部联系调换

编 委 会

主　　编　　张常华　　何裕隆
编写秘书　　魏哲威　　朱锦涛

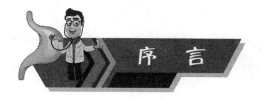

序　言

　　我国是胃癌高发区域，全球人口近一半胃癌发生在我国，约每5分钟有一人因胃癌去世。目前，人们的胃癌知识缺乏，且我国未开展全面早期胃癌筛查，导致早期发现和早期诊断率低，近90%的胃癌患者就诊时已经出现癌症转移，手术切除率低，预后差。本人作为一名胃肠外科医生，长期从事胃癌的基础研究及临床诊治，深感普及胃癌相关知识的紧迫性和必要性。本书通过对胃癌的病因、预防、诊断和治疗等知识的全面介绍，希望将专业知识转化为浅显易懂的科普知识，让广大读者了解胃癌、认识胃癌，从而达到预防胃癌和早期发现早期诊断癌前疾病的目的。书中不足或遗漏之处，还望读者指正。

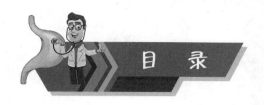

目 录

胃的解剖 …………………………………………… 1
胃癌的组织学分型 ………………………………… 5
胃癌的流行病学 …………………………………… 9
胃癌的病因 ………………………………………… 12
胃癌的临床表现 …………………………………… 23
胃癌的早期诊断 …………………………………… 26
早期胃癌的治疗 …………………………………… 32
进展期胃癌的治疗 ………………………………… 36
晚期胃癌的治疗 …………………………………… 41
多学科协作治疗 …………………………………… 51
胃癌手术近期并发症 ……………………………… 54
胃癌手术远期并发症 ……………………………… 57
胃癌的预防 ………………………………………… 63
胃癌的筛查 ………………………………………… 68
胃癌的随访 ………………………………………… 72
附录　常见问题解答 ……………………………… 75

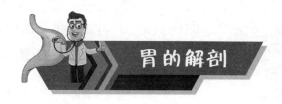

胃的解剖

胃是一种中空性器官，是消化管最膨大的部分。它的功能主要是存储、磨碎和混合食物，同时分泌酶和胃酸来促进消化。

》》》 一、胃的分区

胃的形态因体型、体位、年龄、性别而变化很大，成人胃的容量约1500 mL。胃分前、后壁，大、小弯，入、出口。贲门为胃的入口，连接食管。幽门是胃的出口，连接十二指肠，它通过调节胃内含物从幽门向十二指肠的流量来控制着胃的容纳量。胃小弯是指胃右缘的弧形边界，胃大弯是指沿胃左缘的弧形边界，均延伸于贲门与幽门之间。角切迹是指胃小弯弯度最明显的折转处，它是胃体与幽门部的分界。

胃通常分为贲门部、胃底、胃体、幽门部四个部分（见图1）。贲门部是食管与胃交界部（Z线）及其下方约2 cm的一段区域。贲门切迹或称希氏角是指食管左边缘和胃大弯之间所形成的交角。贲门切迹内面的黏膜皱襞叫作贲门皱襞，它具有类似胃的瓣膜的作用，可防止胃内容物返流到食管。胃底（fundus）是指贲门切迹平面以上的部分，它可能被气体、液体、食物及它们的混合物所膨胀。胃体是胃最大的一部分，位于胃底和幽门之间。角切迹相对应的胃大弯侧有一膨隆，由角切迹向该膨隆作一连线，连线的远侧至幽门之间的区域即为幽门部。幽门部大弯侧有一浅沟（中间沟）将幽门部分为较宽大的幽门窦和较狭窄的幽门管。

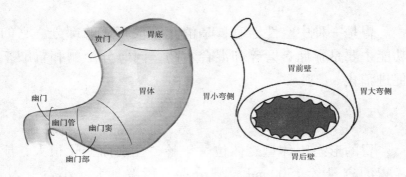

图1 胃的分区

▶▶▶▶ 二、胃壁的结构

胃空虚时腔面可见许多纵形皱襞，黏膜表面有许多浅沟。浅沟将胃黏膜分成许多2～6 mm的胃小区。胃黏膜表面遍布约350万个不规则的小孔，称胃小凹。每个胃小凹底部与腺体相连通。胃壁可由内向外分为四层：黏膜层、黏膜下层、肌层、外膜。其中，特征性的一层是黏膜层，它又可以分为上皮、固有层、黏膜肌层三层。

▶▶▶▶ 三、胃的解剖位置

胃大部分位于左季肋区，小部分位于腹上区。贲门与幽门位置比较固定。贲门一般位于左侧第6肋软骨后，位居第11胸椎高度，距离正中线左侧2～4 cm。幽门部一般位于第 1 腰椎高度,幽门距离正中线右边约 1.25 cm。胃底最高点在左锁骨中线外侧,可达第 5 肋骨后。胃大弯位置较低,最低点一般在脐平面。

▶▶▶▶ 四、胃的毗邻关系

胃是腹腔内器官,完全由脏腹膜所覆盖。胃与周围器官的韧带连接包括:肝胃韧带、胃膈韧带、胃脾韧带、胃结肠韧带、胃胰韧带,它们参与构成小网膜和大网膜。前面,胃与膈肌、左叶肝、前腹壁联系;后面,胃隔网膜囊和胰腺、左肾上腺、左肾、脾脏、横结肠及其系膜联系(见图 2)。

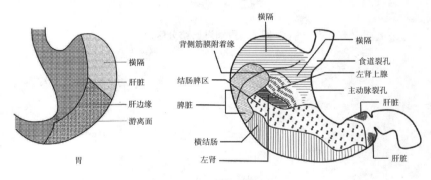

图 2 胃的毗邻

胃床是指当一个人在仰卧位时胃所依靠的部位。从上向下,胃床包括横膈肌左穹、脾脏、左肾上腺、左肾、脾动脉、胰腺、横结肠系膜以及横结肠。

▶▶▶▶ 五、胃的淋巴回流

胃周淋巴结丰富,分属于四个不同区域(见图 3):胃左淋巴结区、胃右淋巴结区、胃网膜右淋巴结区、胃网膜左淋巴结区（分别为图3中A区、B区、C区和D区），最后都回流到腹主动脉旁淋巴结，经胸导管注入上腔静脉。

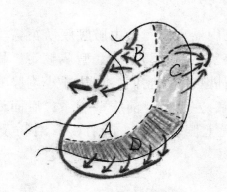

图3 胃周淋巴结分区

（刘 振 张常华）

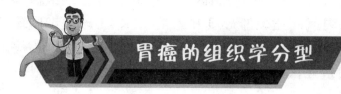

胃癌的组织学分型

胃癌是发生于胃的最常见的恶性肿瘤，好发于胃角，常见的病理类型是腺癌，以浸润型多见。我国绝大部分患者就诊时已是进展期胃癌，早期胃癌比例在10%~13%。

》》》 一、胃癌的组织学分型

世界卫生组织（WHO）将胃癌分为腺癌（包括乳头状腺癌、管状腺癌、黏液腺癌、印戒细胞癌、混合型腺癌，又根据其分化程度进一步分为高分化、中分化、低分化三种）、腺鳞癌、鳞状细胞癌、类癌、未分化癌和未分类癌。

各种组织类型肿瘤显微镜下结构各异：①管状腺癌，癌组织呈大小不等、分支状或裂隙状的腺管样或腺泡状结构。根据其细胞分化程度，可分为高、中、低分化三种。高分化型癌细胞呈柱状排列成大小较一致的腺管状；中分化型腺癌则部分癌细胞排列成大小不等的腺管状，部分癌细胞呈实性排列；低分化型腺样结构不明显，癌细胞以小巢状或条索状在胃壁内浸润。②乳头状腺癌，通常是边界清楚的外生性肿瘤，癌细胞排列组成粗细不等的乳头状结构，并按其分化程度，癌细胞可呈高柱状、低柱状和介于两者之间的柱状。③黏液腺癌，肿瘤的构成成分50%以上是细胞外黏液湖，其特点为癌细胞形成管腔，分泌大量黏液。由于大量黏液物质积聚，使许多腺腔扩展或破裂，黏液物质浸润间质，即形成"黏液湖"。④印戒细胞癌，构成肿瘤成分50%的细胞是印戒细胞，印戒细胞即为癌细胞分泌大量黏液，黏液位于细胞内，将核推于细胞一侧周边，整个细胞呈印戒状。恶性程度较细胞外黏液者更高。⑤腺鳞癌，又称腺棘细胞癌，是一种腺癌与鳞癌并存的肿瘤。腺癌部分细胞分化较好，而鳞癌部分细胞分化则多较差。⑥鳞状细胞癌，其细胞分化多为中度至低度，呈典型鳞癌结构，一般认为是由于胃腺上皮发生鳞状上皮化生而癌变后形成的。但不包括食道鳞癌向胃浸润的肿瘤。⑦未分化癌，癌细胞弥散成片状或团块状，不形成管状结构或其他组织结构。细胞体积小，异形性明显，在组织形态和功能上均缺乏分化特征。⑧类癌，为来自消化道腺体底部嗜银细胞的一种低度恶性肿瘤，癌细胞较小但大小均一，排列密集，银染色可见胞浆内有黑褐色嗜银颗粒。⑨未分类癌，是一类较为罕见的胃内癌，包括肝样腺癌、髓样癌、胃绒毛膜癌等。

>>>> 二、胃癌的大体分型

（1）早期胃癌的大体分型：早期胃癌是指病灶局限于黏膜或黏膜下层者，不论有无淋巴转移。根据其形态可分成三型：

Ⅰ型：隆起型，隆起高度大于正常黏膜2倍以上。肿瘤较周围正常胃黏膜显著隆起，有时为息肉状，故也有恶性有蒂息肉的名称，癌组织局限于黏膜内。此型较少见。

Ⅱ型：浅表型，肿瘤表面较平坦，与周围胃黏膜的高度一般没有明显差别，该型又可分成3个亚型：Ⅱa 浅表隆起型，隆起高度小于正常黏膜的2倍；Ⅱb 平坦型，与周围正常黏膜高度一致；Ⅱc 浅表凹陷型，凹陷深度小于正常黏膜的2倍。

Ⅲ型：凹陷型，肿瘤处较周围的胃黏膜有明显凹陷，又称癌性溃疡。深度超过正常黏膜的2倍，但不超过黏膜下层。

以上三型以浅表型及凹陷型较为多见。除此以外，有的早期癌灶可显示为两种或几种不同类型的形态，即所谓复合型。

(2) 进展期胃癌的大体分型：癌组织浸润超过黏膜下层达肌层为进展期癌。通常认为，未超出肌层者为中期癌，否则为晚期癌。国际上较为广泛采用的是 Borrmann 分型（见图1）：

Borrmann Ⅰ型（结节肿块型），肿瘤呈结节、息肉状，表面有溃疡，较浅，主要向腔内生长，切面界限较清楚。

Borrmann Ⅱ型（局限溃疡型），溃疡较深，边缘隆起，肿瘤较局限，浸润不明显，切面界限较清楚。

Borrmann Ⅲ型（浸润溃疡型），此型在胃癌中最常见，溃疡底盘较大，边缘不清，周围及深部浸润明显，切面界限不清。

Borrmann Ⅳ型（弥漫浸润型），癌组织在胃壁内弥漫浸润生长。此型几乎全由慢性萎缩性胃炎发生。不形成明显的肿块，亦不形成深大的溃疡（可伴有浅溃疡）。癌组织主要在黏膜下层、肌层及浆膜下层中弥漫性浸润，境界不明显。该型多起始于幽门部或胃小弯，发展快，迅速向全胃蔓延，并使胃呈癌性挛缩状态，故有铠甲胃、革囊胃、蟹胃等别称。

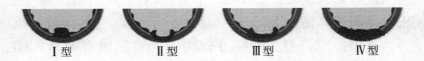

图 1　进展期胃癌的 Borrmann 分型

>>>> 三、胃癌的部位分布

胃癌可以发生于胃的任何部位，半数以上发生于胃窦部，其次是胃小弯和贲门部，胃大弯侧和胃底部比较少见。胃分为3个部分，即胃上部、胃中部和胃下部。胃上部包括贲门、胃底部及胃体上部，在人群中发生胃癌的概率较低，一般为10%～25%，但随着年龄的增大，此部位发生癌变的概率逐渐升高，尤其在老年人当中常见，又称高位癌。胃中部相当于胃角及胃体中下部，发生胃癌的概率在20%左右。胃下部包括胃窦部及幽门管，该部位是胃癌的好发部位，胃下部癌占全部胃癌的40%～70%，胃窦部也是年轻人胃癌易发生部位，恶性程度较高，预后差。

（吴　菁　张常华）

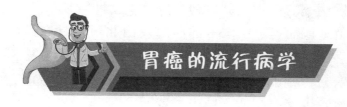

胃癌的流行病学

我国是胃癌高发地区，全球近50%的胃癌患者在我国。男性多发，男女比例为2∶1。胃癌患者预后差，总体5年生存率在37%左右。

▶▶▶▶ 一、疾病及其分布

胃癌在我国恶性肿瘤发病中居第二位，在全球居第四位。2015年，中国约有4 292 000例新确诊的浸润性癌，约有2 814 000人死于癌症，相当于平均每天有12 000新发病例，有7 500人死于癌症。其中新确诊的胃癌病例数约为697 000例，约有498 000人死于胃癌，其新发病例数及死亡病例数分别占到全国恶性肿瘤病例数的16.2%及17.7%，仅次于肺癌，成为国内第二大恶性肿瘤。胃癌发病率和死亡率较高，且我国男性患者远多于女性患者。胃癌高发于东部沿海和西北、西南及北部等人口众多的农村地区。胃癌的高发年龄段是40～60岁，但要警惕的是，胃癌正在逼近年轻人！

就性别而言，调查发现，2000—2011年间，胃癌的年龄标化发病率以及年龄标化死亡率在男性和女性中均呈下降趋势，其中男性的胃癌年龄标化发病率下降更为明显，但由于人口增长和老龄化，死于胃癌的人数实际却上升了，且男性胃癌的发病率及死亡率均明显高于女性，我国胃癌发病率的性别比例大约是男性：女性=2：1。

就地区而言，中国东部沿海及西北地区具有最高的胃癌发病率，其次是北部和西南地区，中国中部发病率最低。农村与城市相比，农村胃癌的发病率高于城市，而其胃癌患者生存率则低于城市患者。

二、胃癌自然史

胃癌的发生是一个多因素、多步骤、多阶段演进的过程。胃癌的自然史通常长达15年以上，而临床上发现的不过是其最后1/3病程。胃癌是由胃的某一处或多处的黏膜上皮细胞发生癌变而来。正常的胃黏膜细胞按照一定的规律生长、分化、衰老和更新。在这一过程之中，化学致癌因素、真菌毒素、物理因素、重金属等外在因素与机体内在因素如遗传因素、营养因素、免疫功能状态、神经内分泌因素等相互作用，可致使胃黏膜损伤而形成慢性胃炎、肠上皮化生等胃疾病，内外因素长期的作用，促使胃黏膜上皮细胞恶性转化而发展成胃癌。

胃癌的发展通常经历两个阶段。第一阶段为"准备"阶段，胃癌细胞在胃腺体内定着、腺体结构萎缩、细胞更新停滞，进一步为胃癌细胞生长提供基础；第二阶段，早期胃癌发展为进展期胃癌阶段。早期胃癌是黏膜内肿瘤，一般要经过较长的黏膜内生长时间，但是各个体内发展时间不一，有的可长达数年。因此，如果能在胃癌形成和发展过程中发现早期胃癌，就能及时进行手术切除和积极治疗。胃癌的预后与其分期直接相关，早期胃癌术后5年生存率大于90%，而进展期则降至20%～30%，因此，早诊断早治疗对于提高胃癌治疗疗效、降低病死率具有重要意义。但非常遗憾的是，目前临床确诊的胃癌中70%～80%已是中、晚期，这与人们对胃癌不了解、不重视、不及时就诊有直接关系。

（方　佳　张常华）

胃癌的病因

胃是重要的消化器官，在外部环境因素和自身遗传因素，以及一些致病因素的共同作用下，发生恶变，发展为胃癌。胃癌发现至今有几百年了，然而，截至目前胃癌病因还未完全明了。胃癌的病因复杂，目前认为与饮食、生活习惯、生活环境以及遗传等因素有关。这里列出以下几点，供读者参考。

▶▶▶▶ 一、遗传因素

随着胃癌筛查的逐步细化，大量统计数据向我们表明，胃癌的发生概率可能与性别、血型等与基因关联的因素有关。

性别方面，现已知男性发生胃癌的概率是女性的两倍。但到底是性别本身的关系，还是由于男性抽烟喝酒较多，仍有待更多更具体的研究。在人们50岁之后，胃癌发病率急速上升，年龄的变化扮演相当重要的角色。研究指出，这或许与50岁后人体激素水平开始下降、免疫功能逐渐降低有关。

在血型方面，早在1953年就有学者指出胃癌的发生与血型有关，A型血的人较其他血型的人患胃癌的概率高出1/5。虽然已知血型是红细胞上的抗原，与免疫系统有关，但为何A型血的人有较高胃癌的发生率目前并不清楚。近年也有一些文献不同意这种说法。

由于胃癌的癌变是一个多因素、多步骤、多阶段的发展过程，涉及癌基因、抑癌基因、凋亡相关基因、转移相关基因等的改变（见图1）。而目前已确定与胃癌相关的基因中，CDH1尤受关注。

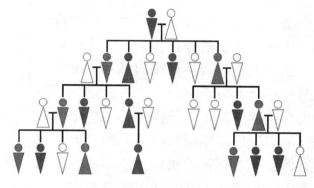

■ 携带癌症基因，且发病
■ 携带癌症基因，不发病
□ 不携带癌症基因

图1 胃癌的遗传易感性

CDH1是一种已知的肿瘤抑制基因，其表达的蛋白主要作用在于保持组织的正常结构与形态。另外，它还在抑制肿瘤的转移与浸润中扮演着重要角色。若该基因发生突变，其功能的缺失将会引发弥漫性胃癌的发生。而弥漫性胃癌是目前明确与遗传相关的胃癌。

但这里的"遗传"，并非指胃癌的遗传，更准确地应该称其为"遗传易感性"。遗传易感性，即容易受致癌因素影响，患癌症的概率可能会比普通人高一些。通常情况下，普通人家族中有人发生由CDH1基因突变而患有弥漫性胃癌，后代遗传了该突变基因，便有更大的概率患弥漫性胃癌。

统计数据显示，弥漫性胃癌在人群中发生率低。胃癌患者的一级或二级亲属中，若至少有两人患病，且一人患病年龄小于50岁；或者不考虑年龄因素，胃癌患者的一级或二级亲属中至少3人被诊断为弥漫性胃癌，胃镜和病理发现有多灶性弥漫型低分化腺癌、印戒细胞癌，并多伴有细胞黏附蛋白表达下调及其编码基因CDH1突变，可初步诊断为遗传性弥漫型胃癌。

如果有这样的家庭，所有成员都进行CDH1基因检查，就能达到早期发现和早期诊断胃癌的目的。在芬兰就有这样一个案例：一对双胞胎姐妹，姐姐罹患胃癌，妹妹经过基因检查，发现携带CDH1基因的胚系突变，于是妹妹进行了预防性全胃切除，以防止胃癌病变的发生。另外，有遗传性非息肉性结直肠癌或家族性多发性息肉病患者的家族中，家族成员不仅患结直肠癌的概率较大，其患胃癌的概率也较高。因此，如果有消化道肿瘤的家族史，家族成员应该向医生进行遗传咨询和相关的基因检测，以早期发现和早期诊断相关肿瘤。

〉〉〉〉二、家族因素

据统计，胃癌有着明显的家族聚集倾向，胃癌患者家族成员的发病率高于普通人群2～3倍。但这一点作为胃癌的遗传性佐证，仍存在着异议。因为胃癌患者家族成员发病率较高的本质，可能是由于他们有着较相似的生活环境和饮食习惯，而并非遗传基因所致。

▶▶▶▶ 三、心理因素

心理致癌，是指消极的心理情绪引起的机体紧张状态，对机体免疫机能产生抑制作用，使得抗体分泌减少，从而影响免疫系统对癌细胞的识别和消灭功能而引发癌症。需要注意的是，精神心理因素并不能直接致癌，但它往往能以一种慢性的持续性的刺激来影响和降低机体的免疫力，增加癌症的发生率。如果人的情绪或其他心理因素长期处于消极状态，则会降低体内免疫功能，从而容易导致癌症发生。

因此，一个人能够经常保持豁达的心态和良好的情绪，培养和维护健全的人格及提高社会适应能力，对于预防癌症的发生是非常重要的。

▶▶▶▶ 四、感染因素

1. EB 病毒感染

EB 病毒，又称人类疱疹病毒 4 型，早在 20 世纪就被列为可能致癌的人类肿瘤病毒之一。在 1990 年，有学者首次报告其与胃癌有一定的关联性。目前的调查资料显示，胃癌患者的癌细胞中，有 5%～10% 会检测到 EB 病毒。其中 EB 病毒与胃髓样癌的关系最为密切，该型肿瘤以男性多见，常累及近端胃与残胃，超过 80% 的病例与 EB 病毒感染相关。然而，EB 病毒感染和胃癌发病的机制目前仍尚不十分明确，有学者在癌旁不典型增生区域检测到 EB

病毒，认为该病毒可能在癌变早期起作用。

但值得注意的是，EB病毒在人群中其实有很高的感染率：大多数人在婴幼儿期就已感染了EB病毒，而95%的成人终身携带EB病毒。换言之，通常情况下人体仅处于EB病毒的隐性感染状态，即其并不致癌，仅在一些遗传或环境因素的条件下，才会激发它的致癌效应。

2. 幽门螺杆菌感染

幽门螺杆菌（Hp）是目前所知能够在人的胃中生存的最常见的微生物种类。若胃长期感染这种细菌，则可引起慢性萎缩性胃炎及一些免疫发炎反应。自1990年年初就有许多研究报告指出，这种细菌的感染与胃癌关系密切，日本学者首先报道了单独使用Hp长期感染蒙古沙鼠能成功诱导出胃腺癌，在Hp持续感染的蒙古沙鼠模型中，可以观察到感染蒙古沙鼠的胃黏膜的病变从活动性胃炎、萎缩、肠化生到异型增生等演进过程，许多学者对这一试验进行了重复，虽然结果不尽一致，但均能发现动物感染Hp后胃黏膜的组织形态发生由炎症向胃癌方向的演变。其后，又发现Hp感染与胃黏膜相关淋巴组织淋巴瘤的产生有相当密切的关系，超过90%的胃黏膜相关淋巴组织淋巴瘤可以检测到幽门螺杆菌。

而在我国，胃癌高发区成人幽门螺杆菌感染率在65%左右。幽门螺杆菌能促使硝酸盐转化成亚硝酸盐及亚硝酸铵而致癌；幽门螺杆菌引起低胃酸分泌增加了细菌在胃内的易感性和定植成功率；幽门螺杆菌感染引起胃黏膜慢性炎症，加上环境致病因素，可加速黏膜上皮细胞的过度增殖，导致畸变致癌；幽门螺杆菌的毒性蛋白产物可能具有促癌作用，胃癌患者中该类抗体检出率较一般人群明显为高。研究发现幽门螺杆菌感染可使胃癌发生的危险性增加3～6倍，所以1994年世界卫生组织国际癌症研究中心将幽门螺旋杆菌列为Ⅰ级致癌因子。

因此，有学者提出通过根治Hp来预防胃癌的发生，尽管目前尚缺乏充足的证据显示预防或治疗幽门螺杆菌感染可以降低胃癌的发病率和死亡率。实际上，在感染了幽门螺杆菌且患有常见胃病（如胃溃疡、胃息肉、萎缩性胃炎等）的人群中，罹患胃癌者所占比例约为3%，但2014年的一项研究报道了对无症状的幽门螺杆菌感染者进行根治有助于降低亚洲人群的胃癌发生率，因此，目前只有《胃癌预防亚太地区共识指南》中推荐在胃癌高危人群中进行Hp根除治疗。

》》》》 五、生活因素

1. 饮食因素

流行病学的研究发现人的饮食习惯与胃癌发生有着相当紧密的联系。根据患者饮食生活习惯的调查结果推测，有着以下不良习惯的人群更易患胃癌：①饮食不规律。②吃饭速度过快，因未能细嚼慢咽，致使胃不得不更多地研磨混合，从而易造成胃损伤。③喜高盐（如酱菜、咸鱼等盐渍物）或过烫食品。这样的生活习惯易致胃黏膜损伤。④喜食腌制、熏制食物、干海货，以及平日常食霉变食物、少食新鲜蔬菜。这与食品中亚硝酸盐、真菌毒素、多环芳烃化合物等致癌物或前致癌物含量高有关。⑤长期酗酒吸烟。有统计显示,吸烟者的胃癌发病危险较不吸烟者高50%。而酒精可使黏膜细胞发生改变而致癌变。

这里需要说明的是,亚硝酸盐与胃癌的关系。人体内的亚硝酸盐往往来自于硝酸盐的转变。而硝酸盐存在于一些蔬菜、某些饮用水中,生活中也常用于肉类的熏制,它也可使盐渍的肉类看起来较鲜红。

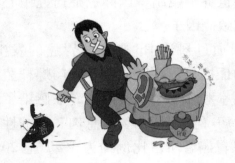

图1 远离油炸、烟熏等食品

食物内的硝酸盐,经胃肠内细菌如幽门螺旋杆菌的还原,可变成亚硝酸盐。亚硝酸盐可以和其他胺类再形成硝酸铵、亚硝酸铵。而动物实验已证实亚硝酸铵为颇强的致癌物,可引起胃癌。人们应远离油炸、腌制、烟熏等食品（见图1）。

2. 地域因素

胃癌发病也有着明显的地域性差别。比如,我国的西北部及东南沿海各省的胃癌发病率远高于南方和西南各省。研究显示,这些地域性差别主要与饮食习惯相关。据调查,这些地区有着共同的饮食习惯:喜好食用盐渍的食品,比如肉类腌制品、咸鱼、腌制蔬菜和海产品等。长时间保持这样的饮食习惯,正是造成这些地区胃癌发病率远高于其他地区的原因。

而在经济较落后地区,胃癌的发病率也较高。这可能与经济欠发达地区的卫生习惯较差,幽门螺杆菌更容易传染,而且经常食用易存耐放的腌制、熏制食品有关。

3.职业因素

从事某些特殊职业的人群,由于长期处于某些特殊的工作环境之中,而增加罹患胃癌的风险,如长期工作在含有大量烟尘、石棉和镍环境者,以及长期暴露于硫酸尘雾、除草剂者及金属行业的工人。在农业人员中,含氮化肥和富含胺类、酰胺类的农家肥料可能会通过污染饮用水及食物链的富集作用,使人的硝酸盐的暴露量增加,增加胃癌发病的危险性;农药作为一种有毒物质,可能具有潜在的致癌致突变作用,农药化肥的暴露可能和胃癌的发病有关。

>>>> 六、环境因素

外界致癌诱因通常并非针对性诱导某类癌变,而是通过长期诱导,不断地对正常机体造成伤害。火山岩地带、高泥炭土壤、水土中含亚硝酸盐过多、环境污染、土壤中微量元素缺乏等环境因素可直接或间接导致胃癌的发生。下面主要从水源、射线、大气三方面做出一些阐释。

1.水源因素

随着工业化飞速发展,环境污染越来越严重,居民饮用水水质也在下降,使人们的身体健康面临着种种威胁。

地质为火山岩、高泥炭的地区,水中镍和钴含量高,镍本身就是一种致癌物,其也可促进3,4-苯并芘的致癌作用,火山岩中含有较高含量的3,4-苯并芘,泥炭中有机氮等亚硝胺前体含量较高,易损伤胃黏膜。大量调查发现,居住在来源于火山的土壤上的居民,胃癌发生率较高,例如,我国属火山岩地带的河西走廊、黄河上游、长江下游等地。

另外,有人认为隔夜水、千滚水等长期煮沸、反复烧开的水中亚硝酸盐含量升高,对胃癌的发生也有一定的促进作用。这种观点目前争议较大,虽然隔夜水、千滚水中确实检测到亚硝酸盐含量升高,但也有人认为其剂量在胃癌发生中所起的作用微乎其微,但是考虑到久置的水中可能伴随微生物的滋生,因此,还是建议有条件的家庭尽量饮用新鲜的水。此外,水不煮开就饮入也是一种不良习惯。生活中的自来水,大多经氯化消毒灭菌处理过,这样的水中可分离出13种有害物质,其中卤代烃、氯仿具有致癌、致畸作用。当水温达到90 ℃时,卤代烃含量由原来的每千克53微克上升到每千克177微克,超过国家饮用水卫生标准的2倍。当水温达到100 ℃时,这两种有害物质却会随着蒸气的蒸发而大大减少。专家指出,饮用未煮沸的水,患膀胱癌、直肠癌的可能性增加21%～38%。故保持开水沸腾至少3分钟,能使饮用水更加安全。由此可见,新鲜的白开水是最佳的饮水选择。

2. 射线因素

射线因素致癌一般包括X射线、γ射线、中子等的外照射作用，它们被统称为电离辐射。电离辐射是一种天然存在的基因毒剂。它能直接穿透组织、细胞，对 DNA 分子造成难以修复的损伤，从而严重影响机体细胞的正常机能；另外，它可以将能量以随机的方式沉积在细胞中，对被照射细胞的子代细胞产生随机的致畸效果。故其影响可以说是严重而深远的。

生活中的 X 射线主要来源于阳光，但由于大气的折射和保护作用，其量甚微弱，对人体不足以构成致癌的威胁。若长期处于某些射线含量较高的场所，人们受影响的概率会大大增加。一是来自环境污染（如某些工业领域）；二是来自医源性，比如，多次接受 X 射线照射检查、放射性核素检查或接受放射疗治疗等。因此，生活中我们应理性避免高辐射场所。

3. 大气因素

近年来，大气层的破坏程度愈发严重。2013 年世界卫生组织首次指出大气污染"对人类致癌"，并视大气污染为普遍和主要的环境致癌物，其重要组成部分可吸入颗粒物则被认定为一类致癌物。专家认为，量化到每个人，大气污染致癌概率不高，但危害在于基本难以完全避免这种可能。可吸入颗粒物是指空气中粒径小于 10 微米的颗粒物，即 PM 10，而其中对人的健康危害最大的，是可直接入肺的 PM 2.5。可吸入颗粒主要作用于肺部细胞，通过一系列复杂反应，使得细胞增生和分裂紊乱，导致癌变。此外，PM 2.5 极易吸附多环芳烃等有机污染物和重金属，使致癌、致畸、致突变的概率明显升高。

大气污染与癌症的关系不仅仅体现在肺癌上,它几乎是所有癌症的主要环境因素之一,这向国际社会传递出一个强烈信号,即迫切需要采取有效措施,保护大气环境,减少影响人们工作和生活的大气污染。

(李云龙 张常华)

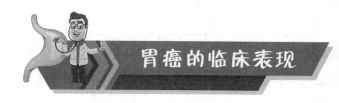

胃癌的临床表现

▶▶▶▶ 一、早期胃癌的表现

早期胃癌患者多数无明显症状,有时出现上腹部不适,进食后饱胀恶心等常见的上消化道症状,或类似于十二指肠溃疡或慢性胃炎症状,按十二指肠溃疡和慢性胃炎治疗可暂时缓解症状,因此易被忽视。

上腹部不适、疼痛、空腹时或饭后胃痛、食欲差、恶心,时常伴有腹泻、黑便等都可能是胃癌的早期症状,然而这些症状缺乏特异性,这也是胃癌难以在早期得以发现的原因之一。

▶▶▶▶ 二、进展期表现

1. 腹痛

当胃癌发展扩大,尤其在浸润穿透浆膜而侵犯胰腺或横结肠系膜时,可出现持续性剧烈疼痛,并向腰背部放射。极少数癌性溃疡穿孔的患者也可出现腹部剧痛和腹膜刺激征象。

2. 食欲减退和消瘦

随着胃癌的发展,患者会日益出现消瘦、乏力、贫血,营养不良的表现,往往是进行性加重,最后表现为恶病质。

3. 恶心呕吐

恶心呕吐也是较常见的症状之一，早期即可发生。胃窦部癌也可导致幽门梗阻而发生呕吐。

4. 呕血和黑便

癌肿表面形成溃疡时，则出现呕血和黑便。部分胃癌患者有少量出血，多表现为大便潜血阳性，部分可出现间断性黑便，但也有因大量呕血而就诊者。

5. 吞咽困难

癌肿长大后，可出现梗阻症状，贲门或胃底癌可引起进食时吞咽困难。

>>>> 三、晚期表现

1. 大面积转移

晚期胃癌的转移概率比较大，一般可直接蔓延至邻近的胰腺、肝脏、横结肠等，也可经淋巴转移至胃周围淋巴结及远处淋巴结，或可在左锁骨上触及质硬不活动的淋巴结。此外，还可通过血液循环转移至肝、肺、脑、骨骼等处，女性患者可通过种植转移至卵巢等处，从而出现腹水、黄疸、肝脏肿大等症状。癌肿本身的增大还可引起胃穿孔、出血、坏死、梗阻等并发症。

2. 消瘦和贫血

大多数患者出现明显的消瘦，并且往往消瘦3千克以上才引起重视，随即进行性消瘦更加明显，有的可达5千克以上。我们还发现约有一半的患者伴有贫血、四肢乏力等症状。

3. 持续性腹痛

晚期胃癌患者多以上腹疼痛明显且持续时间较长、不易缓解为主要症状。也因患者的个体差异，疼痛程度轻重不一，可有胀痛、钝痛、锐痛等表现，进食后不能缓解，且症状多有加重。有的患者还伴有食欲不振、恶心呕吐、饱胀、吞咽困难等症状，并有逐渐加重的趋势。此外，晚期胃癌的临床表现还有呕血、黑便或大便潜血阳性，以及转移灶引起的全身性疼痛。

（封　侯　张常华）

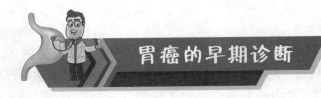

胃癌的早期诊断

胃癌的早期诊断包括3个层次，第一个层次是有症状患者通过医生诊断和辅助检查以早期明确诊断；第二个层次指高危人群通过体检、分子检测、临床化验和辅助检查等发现早期病变；第三个层次是在普通人群中通过筛查措施，早期发现和早期诊断胃癌患者。由于早期胃癌预后好，因此，早期诊断的效益最大化是发现早期胃癌。早期胃癌是指肿瘤局限于黏膜层或黏膜下层而不论淋巴结转移与否的胃癌。早期胃癌在TNM分期上属于T1NxM0期（Nx，代表无论有无淋巴结转移）。

>>>> 一、早期胃癌缺乏特异性症状

胃癌是临床常见的恶性肿瘤，早期可无特异表现，但以下症状可能是胃癌的预警信号：新发的消化不良（>55岁患者），上消化道肿瘤家族史，体重减轻，消化道出血，进行性吞咽困难，吞咽疼痛，不能解释的缺铁性贫血，持续性呕吐，上腹部肿块或淋巴结肿大，黄疸。随着疾病进展出现上腹部疼痛、食欲减退、消瘦、乏力、恶心、呕吐、呕血、黑便，晚期出现明显的梗阻、消化道大出血、腹部肿块、左锁骨淋巴结肿大等。

胃癌患者很少能表现出恶心、吞咽困难（近端和胃食管交界性肿瘤除外）和黑便等典型症状。这使得诊断有些

困难。

由于年龄在40岁以上的人群为早期胃癌的高发群体，所以在临床中如发现存在恶心、胃部隐痛等上消化道症状或有胃溃疡及慢性胃炎等癌前疾病，患者应定期来院接受胃镜检查，以便及时发现以上病变是否发展为早期胃癌。

2011年，英国胃肠病学会建议如果患者年龄大于55岁，且有上述症状的应及时进行上消化道内镜检查。胃镜如果发现有溃疡、肿块或黏膜等的改变应立即转至胃肠外科进行诊治。而来自美国国家癌症研究所的数据表明，年龄在60～84岁的男性患者，如果有上腹部疼痛和体重减轻等症状，就应考虑胃癌。

综上所述，早期胃癌可对患者的身心健康产生严重的不良影响，为了改善预后状况，则应重视胃镜检查及明确相应的病理特点。

二、早期胃癌无明显体征改变

早期胃癌无明显体征。偶有上腹部轻压痛、上腹部肿块、直肠前触及肿物、脐部肿块、锁骨上淋巴结肿大等，均是胃癌晚期或已出现转移的体征。

三、早期胃癌诊断的方法

1. 胃镜检查

胃镜检查是早期胃癌诊断的关键所在，也是现在最主要和有效的方法，它能直接观察到被检查部位的真实情况，更可通过对可疑病变部位进行病理活检及细胞学检查，以进一步明确诊断。目前，最常用的是普通胃镜检查，在诊断早期胃癌方面主要起筛查的作用。利用普通胃镜能较快筛查全部胃黏膜，发现早期胃癌的可疑病变处。而随着染色内镜、色素内镜、放大内镜、窄带成像内镜等检查手段投入临床，早期胃癌的诊断率更是得到了有效的提高。

色素内镜：通过内镜下喷洒化学染色剂使黏膜表面的微细变化得以突显。

电子染色内镜：利用光源波长不同的原理对图像进行数字化处理，从而不必喷洒染色剂即可观察到不同的颜色改变。

窄带成像内镜（narrow band imaging，NBI）：利用光的传导吸收特性，将蓝、绿、红三色过滤成3个窄波段，分别对应黏膜的不同深度。利用血红蛋白对蓝光吸收能力较强的特性，NBI可清楚显示黏膜表层血管形态的改变。NBI与放大内镜结合尤其有助于观察胃黏膜表面小凹改变、微血管形态及病灶边界，从而初步判断病变的性质和范围。

由于胃镜检查是侵入性操作，有些人对此检查有畏惧和抵抗，即使明知胃部有疾病且医生多次建议胃镜检查，他们仍然拒绝，往往耽误病情的诊断。目前，临床上电子胃镜不仅管径细、镜身柔软，入喉时的不适感明显减轻。另外，麻醉下无痛胃镜检查也日益普及。因此，建议40岁以上人群采用常规胃镜筛查，胃癌高位人群以及有胃部疾病时建议进行胃镜检查。

2. 影像学检查与诊断

胃镜检查具有直视观察、可进行活检甚至治疗等特点，对胃癌的检查目前在临床已经成为一种常规的检查方法，但是胃镜检查也有很多不足之处。比如，不能判断癌肿的浸润深度、周围淋巴结转移及有无远处脏器转移等。如果病变处梗阻较重，胃镜不能观察病变全貌，也不能观察病变远处胃腔情况。因此，作为胃镜检查的互补手段，影像学检查在胃癌的术前诊断及术后复查等方面扮演着越来越重要的角色。目前，临床用于胃癌检查的影像学方法主要包括：

（1）X线钡餐造影。可显示胃黏膜0.5 cm以上病变，同时可以了解胃壁的蠕动情况。对应胃镜难以取得病理确定组织的Borrmann Ⅳ型胃癌，X线钡餐有助于胃癌的检出。

（2）计算机断层扫描（computed tomography，CT）。利于检测胃癌对胃壁各层的累及情况、胃周淋巴结转移情况以及肝脏、肺、脑、骨等的远处脏器有无转移等。有助于明确术前分期，从而为治疗方案的制订提供依据。

（3）磁共振成像（magnetic resonance imaging，MRI）。与CT相比MRI可以更清楚地显示胃癌浸润胃壁程度，在判定肿瘤是否有胃外的侵及和肝脏转移、术后疤痕增生和肿瘤复发的鉴别等方面有一定的优势。临床上常常用肝脏高特异性对比剂普美显MRI来定性诊断肝脏局灶性病变，并可以提高小于1 cm病灶检出率。

（4）内镜超声检查（endoscopic ultrasonography，EUS）。在内镜观察胃腔内黏膜面的基础上，显示出胃壁的层次结

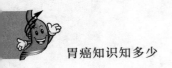

构,可判断出胃癌的浸润深度及淋巴结转移情况,对内镜下难以区分的溃疡或肿物病变可进行良恶性鉴别。

3. 通过血液肿瘤标志物检验发现早期胃癌

肿瘤标志物(又称"肿瘤标记物"),是指特征性存在于恶性肿瘤细胞,或由恶性肿瘤细胞产生的物质,或是宿主对肿瘤的刺激反应而产生的物质,并能反映肿瘤发生、发展,监测肿瘤对治疗反应的一类物质。其存在于肿瘤患者的组织、体液和排泄物中,能够用免疫学、生物学及化学的方法检测到。

尽管现在胃镜检查简单易行,仍然有许多人存在恐惧心理,期望能够通过血液检验早期发现胃癌。多年来各国学者一直致力于通过血液检查发现肿瘤相关物质的研究,并发现了种类繁多的肿瘤相关物质,与胃癌相关的血液检测主要有以下几种:

(1)血清癌胚抗原(carcinoembryonic antigen,CEA)、CA19-9和CA72-4。这些是临床应用最广泛的针对胃癌的肿瘤标志物。单项指标检测敏感性各家报道差异较大,为20%~50%不等,多项联合检测敏感性可提高,但一般也只有50%~70%。胃癌分期越早其敏感性越低,在局限于黏膜层和黏膜下层的早期胃癌中其敏感性不足10%。另外,CA125、CA50、CA195、CA242等也有一定提示意义。CEA升高不仅出现在胃肠道肿瘤,乳腺癌和肺癌也有CEA的升高,是一个较好的疗效判断、病情发展、监测和预后估计的肿瘤标志物,但其特异性不强,灵敏度不高,对肿瘤早期诊断作用不明显。若与CEA升高有关的肿瘤切除后，观察CEA水平可用于该肿瘤复发的检测。CEA轻度增加也见于某些良性消化道疾病如肠梗阻、胆道梗阻、胰腺炎、肝硬化、结肠息肉、溃疡性结肠炎患者以及吸烟者、妊娠期妇女和老年人。

（2）血清胃蛋白酶原（serum pepsinogen，sPG）、MG7抗原。这些是近年研究的热点。sPG含量反映胃黏膜上皮功能，sPGⅠ降低、sPGⅠ/sPGⅡ比值下降提示胃黏膜上皮萎缩、肠化等，是胃癌易发的信号，有报道称其检测胃癌的敏感性为84.6%，特异性为67.2%。MG7抗原起初血清检测较为困难，应用免疫PCR后血清学检测的成功率大为提高，据报道其诊断胃癌的敏感性为80%左右，特异性为90%左右，准确度约为75%，其中Ⅰ、Ⅱ期胃癌占55%，MG7作为单一生物标志物在胃癌诊断的敏感性和特异性均较高，有望得到广泛应用，但其对早期胃癌的筛查价值有待于更广泛的临床验证。

（3）其他因子。一些研究显示，血清血管内皮生长因子、肝细胞生长因子等的水平与胃癌的发生有一定关系，作为一种筛选方法，肿瘤相关物质的测定是有一定意义的。血液检验提示的异常，可以作为进一步检查的提示，在一定程度上使肿瘤得以早期被发现。

关于早期发现胃癌的流行病学研究、临床研究和基础研究都在不断进步。为了早期发现胃癌，密切关注高危人群、积极进行胃镜检查是最有效的手段，血液检测则有利于提示可疑病例。随着医生和患者观念的普及，我国胃癌早期发现水平必将不断提高。

（侯明辉　张常华）

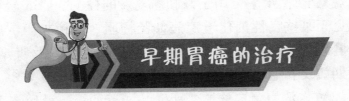

早期胃癌的治疗

>>>> 一、早期胃癌的治疗目的

由于目前唯一能够根治胃癌的措施是外科手术治疗，因此，对应早期胃癌其治疗目的是根治性切除（R0切除）胃癌病灶、提高治愈率，延长生存时间。治疗原则是在根治性切除的基础上，尽可能减少创伤。

>>>> 二、早期胃癌的治疗方式

早期胃癌的治疗包括传统的开放手术、腹腔镜辅助下手术以及近年开展的内镜下微创手术。开腹胃癌根治性切除术曾经是早期胃癌治疗的主要手段。但是，开腹手术的损伤较大，尤其是对于一些年龄较大、合并糖尿病、高血压等基础病变的、营养不良的患者，开腹手术的打击会增加术后并发症的发生率，明显影响胃癌患者术后的康复。同时，由于开腹手术不仅切除部分胃，而且还改变了胃肠道的正常生理结构，术后容易引起返流性食管炎，胆汁返流性胃炎，倾倒综合征等一系列并发症，导致患者术后生活质量差，且社会医疗成本较高。腹腔镜胃癌根治术的目前主要适应证是早期胃癌。早期胃癌的开腹手术与腹腔镜手术的方式和切除范围均一致，包括D1～D2淋巴结清扫。研究发现，早期胃癌开腹和腹腔镜手术并发症、生产率等均无统计学差异。对于早期胃癌中的原位癌或息肉局部恶变等或重度不典型增生的患者淋巴结转移率较低，这也为内镜下切除提供了一定的理论支持。因此，目前对于这些早期胃癌，主要以内镜下切除为主。

三、早期胃癌的内镜治疗

由日本最先开展的内镜黏膜下剥离术（endoscopic submucosal dissection，ESD 手术）和内镜黏膜切除术（endoscopic mucosal resection，EMR）已经成为早期胃癌的主要治疗方式。内镜治疗是一种微创手术，整个过程在胃镜下完成，ESD 手术切除的深度比 EMR 的要深，ESD 手术切除的深度包括整个黏膜层、黏膜肌层及部分黏膜下层。可能有人会担心这种微创手术是否切得干净，是否容易复发。其实，已有研究发现，对于早期的胃癌患者，淋巴结转移的概率非常低，远远低于进展期胃癌。对于局限于黏膜内的早期胃癌，有统计表明，胃周淋巴结转移率小于5%。对于局限于黏膜内的中高分化腺癌，且无血管浸润的早期胃癌，ESD 手术能够达到与开腹手术同等的疗效。

四、ESD 和 EMR 间的比较

EMR 手术，简单地说就是在黏膜下注射一定的液体，待病灶隆起后，用圈套器圈中病灶，然后采用高频电凝刀切除；而 ESD 手术则是在黏膜下注射一定的液体，待病变组织隆起后，使用高频电凝刀切除病灶周围的黏膜，随后再切除病灶下的黏膜下层。ESD 比 EMR 有更高的整块切除率。NCCN 指南中认为 ESD 比 EMR 治疗更为彻底，但

是术中胃壁穿孔等并发症发生率也更高。因此，ESD 手术需要在技术及设备条件较为成熟完善的单位开展。

▶▶▶▶ 五、ESD 或 EMR 手术最常见的并发症

ESD 和 EMR 手术都要住院治疗，术后需要禁食数天，主要并发症为出血和穿孔。其中，以出血为最常见的并发症术中出血较术后出血常见，ESD 术后的出血率为 0.6%～15.6%。穿孔发生率相对较低，胃部 ESD 手术穿孔率为 1.2%～9.7%。ESD 术后第一天是各种并发症发生的高危期，手术当日应禁食、静脉补液，以后根据病情逐步恢复饮食。术后如有呕血、黑便、头晕、心悸等表明可能有出血，如有腹部撕裂样痛，可能出现穿孔，无论是哪一种情况，都应该报告医生及时处理。

▶▶▶▶ 六、ESD 或 EMR 手术后随访

患者做完 ESD 或 EMR 手术后并不是一劳永逸的，还需返院查看病理结果，并与主管医生商讨下一步的治疗方案。ESD 是否有效主要取决于病灶的局部情况和是否存在淋巴结转移等高危因素。主管医生会告诉患者病理结果是什么，内镜下切除得是否彻底，是否存在高危因素，如果存在高危因素，是否需要进一步手术处理，以及如何随访，等等。对于少部分患者，比如，病灶范围较大，分界不清，内镜下切除边缘是阳性等，则需要进一步行开腹或腹腔镜手术，以达根治性切除。EMR 手术（见图 1）。

对于切缘阴性，病变局限于黏膜层或黏膜下层浅层且无血管累及的患者，术后复发率较低，每 6 个月复查一次

胃镜和腹部 CT，持续 2 年，2 年后每年复查胃镜和腹部 CT。

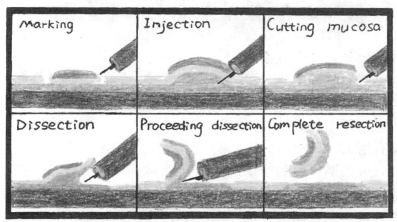

<EMR手术>

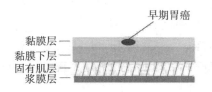

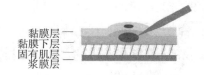

1. 局部注射生理盐水

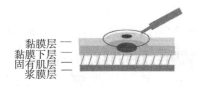

2. 金属电圈反扣并通电

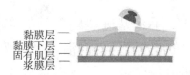

3. 切除早期胃癌进行病理检查

图 1　EMR 手术

（周志军　张常华）

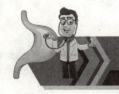

进展期胃癌的治疗

胃癌在我国居十大常见恶性肿瘤第二位。我国胃癌呈"三低一高"特点，即早期诊断率低、根治性切除率低、术后5年生存率低、死亡率高。近年来，早期胃癌的比例虽有所上升，但是，进展期胃癌仍占近90%的比例。

进展期胃癌的治疗主要包括外科手术和化疗、靶向治疗、免疫治疗、放疗等在内的综合性治疗。根治性手术切除是进展期胃癌综合治疗的核心，合理的辅助治疗是提高其整体疗效不可或缺的组成部分。但是，与胃癌规范化治疗相关的诸多议题，例如，淋巴结清扫范围、邻近器官联合切除、网膜囊切除的有效性、减瘤为目的的姑息性切除、微创手术的应用、化疗及分子靶向治疗的选择尚未达成全球性的共识。

>>>> 一、外科治疗

手术是进展期胃癌的主要治疗手段和唯一能够治愈胃癌的措施，D2根治术已成为进展期胃癌的标准术式。胃癌根治术应遵循以下三点要求：①充分切除原发癌灶；②彻底清扫周围淋巴结；③完全消灭腹腔游离癌细胞和微小转移灶。

规范的D2胃癌根治术是进展期胃癌的标准手术，适应证：原发病灶可彻底切除、淋巴结转移不超过N2，无远

进展期胃癌的治疗

处转移的进展期胃癌。要求：根治性切除胃大部分或全胃及全部第一站、第二站淋巴结。手术方式：①根治性胃近端切除术；②根治性胃远端切除术；③根治性全胃切除术。其中，对原发灶的切除要求肉眼及镜下均无癌组织残留，送检淋巴结的数量不得少于15枚。

腹腔镜手术在早期胃癌中的应用目前已得到学术认可，腹腔镜胃切除术已成为早期胃癌的标准术式之一。在早期胃癌手术中，腹腔镜手术近期疗效较好，远期疗效与开腹手术相当。一项1 294例早期胃癌行腹腔镜手术的研究结果显示：术后中位随访期为36个月（13～113个月），仅有6例患者复发。5年无病生存率IA期为99.8%，IB期为98.7%，Ⅱ期为85.7%。由于腹腔镜胃癌D2根治术解剖层面复杂，术中处理的血管多，清扫淋巴结范围广泛，故而存在一定的技术难度，并且关于手术的根治性尚未得到充分的文献支持。因此，腹腔镜胃切除术是否可用于进展期胃癌仍存争议。

胃癌手术根治性的评判主要参考手术切缘及清扫淋巴结的数目。目前已有的临床试验显示，腹腔镜手术与开放手术相比在切缘距离、清扫淋巴结数目、术后并发症等方面效果相近，但明显加速了患者的康复。虽然腹腔镜胃癌根治术的安全性和微创性已得到大家的广泛认可，腹腔镜技术是未来胃癌外科发展的必然趋势，但其在进展期胃癌中的根治性究竟如何，尚需对大宗病例的远期疗效进行观察。

2000年7月，美国FDA批准了达芬奇机器人手术系统应用于临床外科治疗，开创了微创外科新纪元。在胃癌外科领域，自2002年Hashizume等首次报道达芬奇机器人手术系统辅助胃癌根治术以来，逐渐在临床上得到应用，并取得良好的临床效果。2015年，中国研究型医院学会机器人与腹腔镜外科专业委员会发布了《机器人胃癌手术专家共识（2015版）》。机器人手术系统可以改善外科医生操作的灵活性，特别适用于狭窄空间内进行广泛的胃癌淋巴结清扫。由于机器人手术系统临床应用时间仍较短，其治疗胃癌的长期肿瘤学效果目前还不能确定。

二、化疗

1. 术后辅助化疗

近年来，随着新化疗药物的应用，化疗在进展期胃癌治疗中的作用愈发重要。最新研究发现进展期胃癌的术后辅助化疗能将D2根治术后胃癌患者的总体5年生存率提高10%～20%。目前，进展期胃癌化疗仍无统一、标准的方案。我国胃癌化疗多采用两药或者三药的联合方案。日本多采用替吉奥联合铂类的联合方案，英国和欧洲一些国家则采用表阿霉素、顺铂和氟尿嘧啶的三药联合方案。日本的ACTS-GC研究显示S-1单药可以将D2根治术后胃癌患者的5年生存率总体提高10.5%。接下来的SPIRITS进一步显示S-1联合顺铂组的中位总生存期和中位无进展生存期与S-1单药相比均明显延长。欧洲更多采用三药联合方案。V235研究证实了DCF方案（多西紫杉醇、顺铂和氟尿嘧啶）在总生存和疾病进展时间方面，均优于FP方案（顺铂联合氟尿嘧啶）。

2. 新辅助化疗

近年来，越来越多研究表明新辅助化疗可以提高进展期胃癌的手术切除率及改善预后，因而愈发受到重视。新辅助化疗主要优点有：①降低肿瘤分期，提高手术切除率。②降低肿瘤细胞活性，减少术中播撒。③消灭微转移灶，减少术后复发或转移。胃癌患者术后营养状况影响辅助放化疗耐受性。新药新方案的使用，可进一步在胃癌新辅助化疗方面进行探索。所以，准确的术前分期对病例的选择至关重要。

>>>> 三、放疗

2001年，美国INT0116试验纳入556例胃癌患者随机分为单纯手术组与术后放化疗组，放射治疗剂量45 Gy，化疗方案为5-FU和亚叶酸钙，放化疗组中位生存期从27个月延长至36个月，无复发生存期较单纯手术治疗的30个月，延长了19个月。INT0116试验阐述了术后放化疗对于胃癌术后患者的生存率及局部控制率有确切的疗效。对不能行根治术的胃癌患者，放化疗同样被证明有效。

>>>> 四、分子靶向治疗

近年来，分子靶向治疗在肿瘤治疗中越来越受到重视，并成为研究的热点。分子靶向治疗在晚期胃癌中也取得一定的进展。从2009年NCCN（National Comprehensive Cancer Network）指南开始提到了索拉菲尼等靶向药物与传统化疗联合应用的价值。近年来的研究发现表皮生长因子受体（epidermal growth factor receptor，EGFR）、血管内皮生长因子受体（vascular endothelial growth factor receptor，VEGFR）、表皮生长因子受体-2（HER-2）的过表达与胃癌患者的预后不良有关。目前，也开发出了分别针对EGFR、VEGFR、HER-2的西妥昔单抗（抗EGFR抗体）、贝伐珠单抗（抗VEGFR抗体）、曲妥珠单抗（抗HER-2抗体）。目前，仅有曲妥珠单抗被推荐用于HER-2阳性的晚期胃癌患者的治疗。分子靶向治疗在进展期胃癌中还需要更多的研究。

除了新药的研制和临床研究以外，对于靶向治疗药物和化疗药物的有效性预测以及预后评估的分子指标的开发也非常重要。应用这样的指标，有利于选择最有效的病例进行分子靶向治疗和化疗。

>>>> 五、结语

我国胃癌发病率高，尽管我国胃癌发病率也呈下降趋势，但胃癌依然是严重威胁人们身体健康的重要疾病，以手术为主的综合治疗是进展期胃癌根治性治疗的发展方向，同时应遵循多学科评估的原则，根据患者的个体情况，制订综合治疗方案。

（魏哲威　何裕隆）

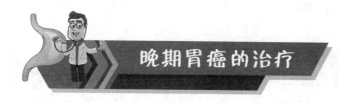

晚期胃癌的治疗

>>>> 一、晚期胃癌的概念和治疗目的

晚期胃癌主要是指已经有远处器官转移（肝、肺、骨、卵巢等）、腹膜多处转移或者远处淋巴结转移（锁骨上淋巴结转移）的患者，在分期上属于Ⅳ期。晚期胃癌预后差，缺乏有效的治疗措施。

对于晚期胃癌，手术很难做到治愈性或者根治性切除。因此，对于晚期胃癌的治疗的目的主要是缓解症状、减轻患者痛苦、延长生存时间、改善生活质量。

>>>> 二、晚期胃癌的治疗手段

晚期胃癌的治疗包括姑息性手术、化疗、靶向治疗、免疫治疗、腹腔热灌注治疗等。近年来，随着多学科合作的加强，临床上有些晚期胃癌患者，如肝肺孤立系转移或锁骨上淋巴结转移经过转化化疗、手术和术后化疗的综合措施，部分患者出现长期带瘤生存。

1. 手术治疗

晚期胃癌常常因为侵犯到周围重要脏器、大血管，或者合并腹腔种植转移、远处淋巴结转移、远处器官转移，从而丧失了根治性手术的机会。因此，对于晚期胃癌伴远

处转移的患者，一般不优先考虑手术治疗。那么，在什么情况下，胃癌患者要考虑手术治疗呢？

一般而言，如果出现肿瘤引起不可控的出血、穿孔或者消化道梗阻，保守治疗无效的时候，就要进行姑息性手术治疗。姑息性手术的目的是止血或者解除消化道梗阻，缓解症状，而非根治性切除。姑息性手术的手术方式包括胃造瘘术、空肠造口营养术、短路术等。

晚期胃癌合并出血的手术治疗：对于确诊晚期胃癌，合并肿瘤部位不可控性出血，药物治疗无效的患者，应该进行剖腹探查，尽可能切除肿瘤。对于一般情况较差、无法耐受手术的患者，可以尝试在内镜下止血或者介入治疗止血，对于这部分患者，有可能会再次出血，需密切监护。

晚期胃癌合并穿孔的手术治疗：晚期胃癌合并穿孔大多数会出现弥漫性腹膜炎，这部分患者保守治疗无效，一般都建议手术治疗。

晚期胃癌合并梗阻的手术治疗：无论是合并幽门梗阻还是贲门梗阻，均严重影响患者的饮食和生活质量。对于这部分患者，必须采用手术治疗。但是，手术方式又根据每个患者的情况有所不同。对于影像学明确诊断晚期胃癌且一般情况较差的患者，可以考虑内镜下放置自动扩张金属支架，以解除梗阻。对于可以耐受手术的患者，也要根据剖腹探查在术中所见的情况来决定手术方式。如果是肿瘤侵犯周围大血管或者胰腺、胆总管等重要部位的患者，手术方式可以考虑胃造瘘或空肠造瘘术，便于给予肠内营养。有部分患者虽然有远处转移，但是局部浸润不严重，

晚期胃癌的治疗

原发病灶可以完整切除的，应该考虑局部完整切除，胃空肠吻合，消化道重建。

对于邻近器官转移的胃癌患者，有一部分即使没有出现上述的出血、穿孔、梗阻等并发症，也应该考虑转化治疗后手术治疗，如胃癌侵犯脾实质或脾门，胃癌侵犯胰头或胰尾，胃癌侵犯肝脏，胃癌侵犯横结肠及其系膜等。

晚期胃癌合并卵巢种植转移的手术治疗：对于仅仅有卵巢转移，未合并远处脏器转移，且原发肿瘤可以完整切除的患者，可以考虑新辅助化疗，然后对原发肿瘤、卵巢和（或）子宫同时切除。对于合并远处脏器转移或者原发肿瘤浸润重要部位，无法一并切除的患者，不考虑手术治疗，因为已经有研究表明，如果原发肿瘤无法切除，而单独切除卵巢肿物，有可能会加速肿瘤的生长和转移。因此，对于无法一并切除的患者，应该考虑化疗、免疫治疗等其他治疗方式。

晚期胃癌合并肝转移的手术治疗：胃癌合并肝转移包括同时性肝转移和异时性肝转移。同时性肝转移是指胃癌确诊时同时发现肝转移或者发现肝转移时距胃癌根治术时间不超过6个月；如果发现及确诊为肝转移时距胃癌根治术时间超过6个月的为异时性肝转移。对于胃癌合并同时性肝转移，本中心的研究表明，新辅助化疗后根治性切除胃癌原发病灶和肝转移灶，仍然可以提高胃癌患者的生存率。对于异时性肝转移，有研究表明，化疗联合肝转移癌切除术是目前提高生存率的有效治疗方案。

晚期胃癌合并腹主动脉旁淋巴结转移的手术治疗：对于晚期胃癌合并腹主动脉旁淋巴结转移，如果淋巴结已经融合成团,则手术无法改善生存时间。如果腹主动脉旁淋巴结尚未融合成团,则行胃癌根治术及扩大淋巴结清扫可以使患者获益。笔者所在单位是中山大学胃癌诊治中心,目前正在开展一项关于胃癌腹主动脉旁淋巴结清扫的临床试验,让我们拭目以待。

2. 化疗

化疗有时可以缩小肿瘤体积,减轻症状,延长生存时间,但仍无法达到治愈的目的。对于晚期胃癌,一般采用联合多种化疗药物的方案,然而,哪一种化疗方案最适合,到目前为止尚未有定论。常用的方案有SOX、FOLFOX等,但是,部分患者是术后复发的,对于这部分患者,可能对SOX方案敏感性欠佳,此时即应考虑换方案。多项临床随机对照试验结果显示,也可以考虑将含多西紫杉醇的DCF方案、含奥沙利铂的EOX和FLO方案、含卡培他滨的EOX和顺铂+卡培他滨方案、含伊立替康的FOLFIRI方案以及含S1的S1+DDP方案作为一线治疗晚期胃癌的方案。总体而言,晚期胃癌的预后较差。即便如此,研究表明,与单纯的对症支持治疗相比,化疗可以延长晚期胃癌患者的生存时间,提高生活质量。

3. 靶向治疗

靶向治疗通过作用与胃癌发生、发展相关的特定分子靶标来阻止肿瘤细胞的生长和转移。已经有大型临床试验对靶向药物在晚期胃癌中的疗效及安全性进行评估。目前的研究表明,部分靶向药物对某些类型的晚期胃癌患者有效。例如，对于 HER-2 表达阳性的患者，曲妥珠单抗（Trastuzumab），又称为赫赛汀（Herceptin）可以延长生存时间。对于 HER-2 表达阳性且经济条件好的晚期胃癌患者，应该考虑化疗联合赫赛汀治疗。

抗 HER-2 单克隆抗体：HER-2 是目前唯一的已经被证明可以在胃癌靶向治疗中取得疗效的治疗靶点，而曲妥珠单抗是抗 HER-2 的代表性药物，通过特异性地阻断肿瘤细胞表面的 HER-2 受体，从而阻断肿瘤细胞增长。研究表明，曲妥珠单抗联合化疗可以显著延长晚期胃癌患者的生存期。美国 NCCN 指南也已推荐 HER-2 阳性晚期胃癌患者应该在化疗的基础上联用曲妥珠单抗治疗。

其他单克隆抗体：HER-2 酪氨酸激酶抑制剂、抗 EGFR 单克隆抗体、抗血管生成拮抗剂等的疗效尚未完全明确，目前大部分仍处于临床试验阶段，对于 HER-2 表达阴性的晚期胃癌患者，除了目前的一线二线化疗方案外，可以考虑加入靶向治疗或者免疫治疗之类的临床试验。

4. 免疫治疗

免疫治疗是通过激活人体免疫系统对肿瘤细胞产生特异性杀伤作用。常见的免疫治疗包括肿瘤疫苗、免疫检查点（checkpoint）阻滞剂、过继免疫细胞治疗等策略。

目前，在免疫治疗方面研究得比较成熟的就是靶向免疫检查点的治疗。免疫检查点是免疫系统中抑制免疫系统过度激活的位点。肿瘤细胞通过免疫检查点抑制 T 细胞激活是肿瘤免疫逃逸的重要机制。目前发现，靶向免疫检查点的单克隆抗体在治疗黑色素瘤、非小细胞肺癌、膀胱尿道上皮癌等肿瘤上取得了惊人的疗效。针对PD-L1和CTLA-4的单克隆抗体也已经被用于开展多项临床试验。有研究表明，抗PD-1治疗在晚期胃癌中的总体反应率（overall response rate，ORR）是20%左右，远低于黑色素瘤、非小细胞肺癌的反应率。虽然现在免疫治疗在晚期胃癌治疗中的作用有限，但是免疫治疗仍然是目前最有前景的治疗方式。目前对于胃癌抗PD-1的疗效缺乏有效的预测因子，尚未清楚哪些胃癌患者会对免疫治疗反应敏感。只要找到有效的预测因子，就能实现胃癌的精准治疗。比如，抗PD-1免疫治疗在结直肠癌患者中的有效率也不足20%。但是，最近一项重要临床研究表明，对于错配修复基因缺失（dMMR）的结直肠癌患者，抗PD-1免疫治疗疗效非常显著，总体反应率（ORR）可达到60%，这在肿瘤治疗领域是令人惊讶的疗效。因此，免疫治疗在胃癌治疗中的作用不可低估，靶向治疗联合免疫治疗在不久的将来有望成为胃癌治疗的新模式。

5. 腹腔热灌注化疗

腹膜转移是胃癌最为常见的转移部位。腹腔热灌注化疗是通过预先在体内植入化疗泵或者通过腹腔穿刺的方法将恒温42～45℃的化疗液体快速灌入腹腔内，然后嘱患者变动体位使化疗液体均匀分布。腹腔热灌注化疗对于预防和治疗腹膜转移病灶有效。

其一，腹腔热灌注化疗的最大优点是可以使化疗药物与肿瘤细胞直接接触，提升肿瘤局部的有效药物浓度，从而改善肿瘤治疗效果。其二，腹腔热灌注化疗可以降低系统用药的剂量，从而减少化疗带来的不良反应。其三，正常细胞可以耐受45 ℃高温，而肿瘤细胞只能耐受40～43 ℃高温。

适应证：①腹腔广泛转移；②肿瘤破裂，腹腔内播散；③肿瘤穿孔；④术中发现已存在腹膜癌转移或有癌性腹水。

禁忌证：①合并心肺功能不全；②肝肾功能不全；③合并其他严重基础疾病。

疗效：日本学者Fujimura等对58例晚期胃癌术后联合热灌注化疗，发现可以显著提高生存率，联合热灌注化疗组的1年、2年、3年生存率分别为95%、89%和68%，而单纯手术组的则仅为43%、23%和23%。此外，还有大量研究表明，腹腔热灌注化疗对防治胃癌腹膜转移复发安全且有效。

并发症：术后腹腔内化疗可发生骨髓抑制、吻合口瘘、粘连性肠梗阻、腹腔感染等并发症。特别是年老体弱、心肺功能不全者更易发生。同时，药物经腹膜迅速吸收进入肝脏、肾脏代谢，可造成肝肾功能损害。

>>>> 四、临终关怀

1. 疼痛治疗

肿瘤引起的疼痛严重影响生活质量，对患者而言，不仅是肉体上的痛苦，而且是精神上的折磨。因此，缓解癌痛的困扰，是晚期胃癌治疗的重要环节。癌痛的治疗主要遵循《癌症患者三阶梯止痛治疗》，根据疼痛引起的活动受限程度、睡眠受影响程度及接受止痛治疗后疼痛缓解程度，将疼痛分为轻度、中度、重度三个程度（见图1）。三阶梯止痛治疗，即根据疼痛程度给予不同强度的药物。一般而言，对于轻度、中度疼痛，首选非甾体类抗炎药（NSAIDS类）。

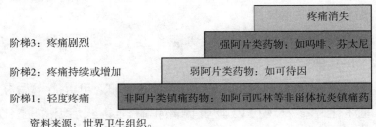

阶梯3：疼痛剧烈　　　强阿片类药物：如吗啡、芬太尼
阶梯2：疼痛持续或增加　　弱阿片类药物：如可待因
阶梯1：轻度疼痛　　　非阿片类镇痛药物：如阿司匹林等非甾体抗炎镇痛药

资料来源：世界卫生组织。

图1　癌症三阶梯止痛原则

如果止痛效果不佳，则上升一个阶梯，即联用止痛效果偏弱的阿片类药物，如芬太尼等。如果发现非甾体类抗炎药联用弱阿片类药物的止痛效果仍不佳，那么就要再上升一个阶梯，选择强的阿片类药物，如吗啡、哌替啶等，联合或不联合非甾体类抗炎药。

目前，三阶梯止痛治疗的观念逐渐发生改变。欧洲姑息治疗学会制定的癌痛治疗指南中明确指出对于癌症引起的疼痛，可以直接从第二阶梯开始给药，即直接选择弱阿片类药物，迅速有效控制疼痛。对于剂量的选择要个体化，由低到高，个体化给药，按时给药，迅速控制，长期维持。NRS疼痛评分（见图2）。

晚期胃癌的治疗

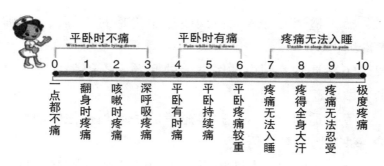

图 2　NRS 疼痛评分

2. 营养支持治疗

晚期胃癌患者，由于肿瘤消耗，同时受进食的影响，一般都会有不同程度的恶病质表现。营养不良直接影响患者的治疗效果和预后。因此，营养支持治疗是晚期胃癌治疗非常重要的一个环节。

3. 人文关怀

（1）遇上患癌的朋友，若不知说什么话，可用亲善的眼神或点头等身体语言以示关心。

（2）倾谈前，首先要留意患者是否愿意倾谈，然后在自然轻松的环境下说话。

（3）多听少讲，聆听患者的心里话甚至牢骚，胜过滔滔不绝地讲述自己的经历，更不宜将自己的经历与患者进行比较。

（4）不妨先探知患者对自身病情的了解有多深，或患者是否愿意知道实情，再婉转地阐述你所了解的情况。避免不切实际的安慰。

49

（5）适当时加入简单的回应如"是的"等，可鼓励患者继续诉说。

（6）遇到不明白的医学上的问题，不要强加意见或为患者做决定。

（7）适当时，轻轻执着患者的手或拍拍他的肩膀，也是一种亲切的身体语言。

（8）无须刻意回避谈论"痛苦""死亡"等话题，患者若提到，可鼓励他说出心中的恐惧和忧虑或放不下的心事，在可行的情况下，尽可能帮助患者完成心愿。

（9）如患者有不断自责的情绪，可引导患者回想自己的长处，对家庭和社会的贡献，这对患者面对疾病有积极的意义。

（周志军　张常华）

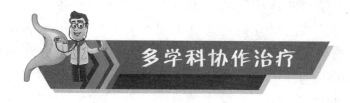

多学科协作治疗

>>>> 一、概述

多学科协作治疗模式（multiple disciplinary team，MDT），起源于20世纪40年代，90年代初期发展成熟。近年来，多学科协作治疗模式在我国医疗过程中逐渐得到普及。胃癌诊治原则更新较快，单一专科诊疗已不能适应需要，因而多学科协作治疗成为必然的选择。当今医学正在朝着个体化医疗和精准医疗的方向发展，多学科协作治疗则是这一发展方向的具体形式之一。胃癌治疗中的多学科协作治疗模式，是以胃肠外科为主导，结合病理科、内镜科、超声科、核医学、肿瘤内科、放疗科、营养支持专科和护理专科等多个学科，针对患者的具体情况进行诊疗方案的讨论研究，在临床指南与临床路径的指导下制订个体化精准的诊断和治疗方案。

>>>> 二、对患者的作用

在肿瘤治疗的历史发展过程中，逐渐形成的治疗方法主要有肿瘤外科学、肿瘤放射治疗学和肿瘤化学药物治疗学3种，即俗称的手术、放疗和化疗。手术方面，由于胃癌所涉及的因素较多，需要胃肠外科医生与具体疾病相关的医生一同制订治疗方案，即为俗称的会诊。

多学科协作治疗的过程，专家团队会从各自专业的角度出发，共同研究讨论患者的具体情况，对患者病情进行评估与分类，再确定初始治疗模式，根据胃癌分期与患者活动情况选择治疗模式。接下来再确定是否需要进行相应的辅助治疗，确定治疗实施计划，包括实施时间和疗效评估的时间安排。

在整个治疗过程中，多学科协作治疗模式突出的是医生团队的合作精神，通过团队合作使得患者的治疗方案选择更加具有倾向性，能够尽可能给予患者最佳的诊疗方案。2016年，《实用肿瘤杂志》就报道了一例HER-2阳性胃癌肝肺转移患者的MDT治疗。在该治疗过程中，包括消化肿瘤内科、胃肠肿瘤中心、放疗科、病理科、影像科、核医学科、血管外科、营养科和乳腺科共9个学科参与治疗方案的商定。经过多学科讨论，根据患者不同时期的具体情况，给予相应治疗，为患者制订个体化治疗方案，可使得患者生存期及生活质量得到明显改善。

>>>> 三、诊断、治疗与随访

在胃癌诊断中，多学科协作会议可以提高早期诊断率，准确的诊断对于选择患者的治疗方案有着关键作用。多学科协作会议上，内镜方面的专家可运用其专业知识发现早期可疑病灶，病理学方面的专家对可疑病理进行仔细分析。确定胃癌术前分期，不仅依赖于影像学方面的专家，而且需要内镜超声方面的专家共同分析，从而做出正确的判断。

在胃癌治疗中，通过多学科协作治疗模式做出正确的诊断和分期是合理开展治疗的前提。合理的个体化治疗只有通过 MDT（multiple disciplinary team）会议（见图1）才能得出。

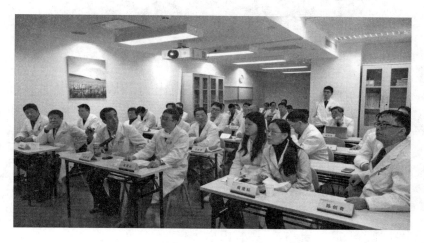

图1　MDT会议

胃癌患者随访方面，多学科协作治疗模式有利于及时发现复发以及转移的病灶，同时可以针对患者术后出现的一些疑难杂症做出治疗，指导患者生活与饮食，促使患者定期复查和随诊，促进患者康复。

（陈沛哲　张常华）

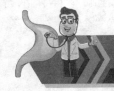

胃癌手术近期并发症

▶▶▶▶ 一、术后出血

胃癌术后出血包括胃肠道腔内出血和腹腔内出血。前者包括胃或十二指肠残端出血、吻合口出血等。腹腔内出血多为血管结扎线松脱出血。术后出血比较常见，患者可能会出现心慌、出冷汗和面色苍白，甚至血压下降等急性失血表现。出现这些情况后医生可能会采用喷洒止血粉，胃镜下放置血管夹等保守措施止血。如果出血无明显缓解，则可能需要再次手术止血。

▶▶▶▶ 二、术后胃瘫

胃瘫是指腹部手术术后以胃排空障碍为主要征象的胃动力紊乱综合征。目前，本病发病机制尚未完全明确。胃瘫主要表现为胃癌术后2～3天内，发生在饮食由禁食改为流质或流质改为半流质时患者出现恶心、呕吐的症状。此时呕吐物多呈绿色。医生一般会通过放置胃管进行引流、胃肠减压等方式进行治疗。一般胃管需要放置1～2周，时间长者可达月余。放置胃管的同时仍需补充水电解质等。辅助用药则会选用可静脉滴注的制剂，如甲氧氯普胺和红霉素等促进胃动力。同时，家属亦需给予患者心理安慰，鼓励患者配合治疗。

>>>> 三、术后吻合口破裂或吻合口瘘

患者术后出现全身发热伴有腹部压痛、反跳痛和腹肌紧张（腹膜刺激征）等症状的时候则需考虑发生了此类并发症。发生此类并发症的原因可能是术中吻合口张力过大、组织血供不足等原因造成的。亦有极少部分患者在术后会出现十二指肠残端破裂，此类并发症发生时患者一般会出现上述腹膜刺激征。血常规提示白细胞计数增加。腹膜穿刺可得腹腔液，含胆汁。此类患者应立即禁食，放置胃管进行胃肠减压，根据情况决定是否手术。术后将会放置引流管进行腹腔引流，给予患者静脉营养或者行空肠造口给予肠内营养以维持水、电解质平衡和充足的营养。必要时则会给予患者广谱抗生素进行抗感染治疗。

>>>> 四、术后肠梗阻

术后肠梗阻患者一般表现为腹部饱胀不适，一般会出现呕吐，部分症状剧烈的患者则会出现腹部疼痛。上腹部有时可扪及肿块。出现该类并发症的原因可能是吻合口太小或者是术后吻合口炎症水肿出现暂时性梗阻。对于此症状的处理方法是采用禁食及胃肠减压，消除水肿以及纠正水、电解质紊乱及酸碱平衡失调等非手术治疗方法。经非手术治疗后患者症状通常可以缓解，如非手术治疗失败，需要再次手术。

>>>> 五、术后伤口感染

术后伤口感染患者一般表现为伤口局部红、肿、热、

痛和触痛，有分泌物，伴有或不伴有发热和白细胞增加。发生的原因包括但不限于患者免疫力低下、住院时间、手术时间过长等。治疗方法包括在伤口红肿处拆除伤口缝线，使脓液流出，同时，医生会进行细菌培养确定致病菌，根据情况选用相应的抗菌药治疗。

▶▶▶▶ 六、术后肺炎

术后患者可能出现发热、呼吸急促或呼吸困难、咳痰以及胸部疼痛等症状。发生的原因一般包括长期卧床、肺膨胀不全以及异物吸入等。预防的方法包括家属定时叩击患者胸背部，鼓励患者咳嗽和深呼吸，及时清除口鼻分泌物等。术后肺炎的治疗方法则包括使用抗菌素、雾化吸入支气管扩张剂等。

▶▶▶▶ 七、术后泌尿道感染

术后泌尿道感染的患者表现为尿频、尿急、尿痛和排尿困难，有轻度发热；部分患者甚至会出现高热、腰部疼痛与触痛。尿液检查有大量白细胞和脓细胞。发生此类并发症的原因与泌尿道原已存在的污染、尿潴留和各种泌尿道操作相关。预防方法包括术前处理泌尿系统感染，预防和迅速处理尿潴留，在无菌条件下进行泌尿系统的操作。治疗方法包括给足量的液体促进排泄、膀胱彻底引流和针对性应用抗生素。

（余　捷）

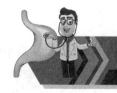

胃癌手术远期并发症

>>>> 一、倾倒综合征

倾倒综合征是指胃切除术后患者在进食后出现一系列全身性躯体症状和胃肠道症状。可发生于任何类型的胃部手术之后，以 Billroth Ⅱ式胃大部切除术后更为多见。包括早期倾倒综合征和晚期倾倒综合征。

正常的胃可以储存和调节食物的渗透压。进食后，胃通过蠕动和分泌胃液，配合幽门的括约肌功能，每次仅允许少量食物进入小肠。由于胃癌根治术切除了大部分的胃和幽门，影响了胃的储存和调节渗透压的功能，导致进食后大量高渗的食物进入小肠，引起大量细胞外液转移至肠腔内以维持渗透压平衡。如此，在短时间内血液浓缩、血钠、血氯升高，血钾降低。同时，大量液体进入肠腔内，刺激肠蠕动和排空，引起腹泻。

此外，大量食物进入小肠，导致负荷加重，加上渗透压剧变，刺激了多种消化道激素的应激性释放，如 5－羟色胺、缓激肽、血管活性肽、胰高血糖素、胰岛素等。

在以上多种因素的作用下，可导致一系列的血管舒缩和胃肠道功能紊乱。

1. 早期倾倒综合征

胃部手术的患者,由于影响了胃的储存和调节食物的渗透压的功能,进食后大量高渗的食物直接进入小肠,引起大量细胞外液转移到肠腔内,导致血容量降低和腹泻。

临床表现:症状一般在术后2～4周出现,随着时间的推移逐渐减轻,一般在进食后1～2小时内出现,特别是摄入含糖或淀粉类食物,如甜牛奶、糖水、冰淇淋、饮料等后。主要表现为无力、眩晕、面部潮红或苍白、大汗淋漓、心悸、烦躁等,严重的可能出现晕厥、腹胀、胃灼热、恶心、呕吐、腹痛、腹泻,症状多在腹泻后缓解。

诊断:一般根据上述典型的症状和胃手术史多可做出诊断。对于不典型者可做下列检查:①倾倒激发试验;②血液生化。

治疗:绝大多数轻度、中度倾倒综合征可以经过调整饮食习惯后逐渐缓解消失。只有极少数患者需要手术治疗。

饮食调整:避免喝含糖量高的液体,如甜牛奶、糖水、冰淇淋、饮料、稀粥。少吃多餐,进食低碳水化合物、高蛋白、高脂肪、高纤维的干食。如蔬菜、鸡肉、鱼肉。进餐时避免喝水、喝汤。进食后平躺20～30分钟,减慢食物进入小肠。服用果胶。

药物治疗:如生长抑素等。

手术治疗:胃手术后约有1%的患者发生严重的倾倒综合征,在饮食调整和药物治疗后都无法缓解,继发营养不良,并严重影响生活的,可考虑手术治疗,包括:①倒置空肠间置术；②Roux-en-Y 倒置空肠间置术；③Lygidakis 空肠代胃术；④Roux-en-Y 胃空肠吻合术。

2. 晚期倾倒综合征（低血糖综合征）

发生率较低，可继早期倾倒综合征后发生。主要机制是高渗的食物迅速进入小肠后，被吸收而引起高血糖，高血糖刺激胰岛素大量分泌，继而出现低血糖综合征。

临床表现：晚期倾倒综合征主要在餐后 2～4 小时出现，表现为乏力、眩晕、出汗、面色苍白、心跳加速等，在饮用糖水后症状可缓解。

治疗：主要以饮食调节位置，一般很少需要进行手术治疗。

饮食调节：避免进食过多含碳水化合物的食物，餐后可摄入少量含糖的食物，如用糖果预防低血糖综合征的发生。

>>>> 二、胃手术后腹泻

胃手术后腹泻的原因仍未完全明了，可能的原因为胃手术改变了胃肠道的解剖结构，加上胃酸分泌减少，导致胃肠道菌群紊乱，产生毒素而引起腹泻。

另外，迷走神经干切断后，胃肠道失去神经支配，会出现蠕动功能紊乱，导致吸收不良，引起腹泻，同时迷走神经干切断后，影响了胆汁和胰液的分泌，也可引起腹泻。

临床表现：手术后出现腹泻，与进食无明显关系，可每周发生 2～3 次，每次持续 1～3 天。随着时间的推移，

症状多逐渐缓解，多在术后 2 年内消失。

治疗：主要包括饮食调理、药物和手术治疗 3 种方式。可服用止泻药减轻腹泻症状，或口服益生菌调节肠道菌群。

手术治疗：适用于严重的腹泻，病程超过 18 个月，经饮食、药物治疗无法缓解。包括远侧倒置空肠间置术和 Roux-en-Y 远侧倒置空肠间置术。

三、碱性返流性胃炎

胃手术切除了幽门，使小肠内容物返流到胃的概率增大，碱性的肠液可腐蚀胃黏膜，导致返流性胃炎。发病率为 10% 左右。

临床表现：一般在术后 1 年内出现，表现为持续性上腹部烧灼痛、呕吐，每天早上表现明显，进餐后可加重，抑酸药不能缓解。严重的因反复的呕吐、腹痛而厌食，长期厌食可引起营养不良和消瘦，体重减轻超过 10 kg。

诊断：根据胃手术病史加上胃镜和胃液分析可确诊。

治疗：通常非手术治疗的效果不理想，但部分患者症状可在几个月内逐渐改善，所以，可以在决定手术前使用药物治疗几个月。

药物治疗：药物治疗的效果不是很理想，主要是通过抑制胃酸分泌和促进胃肠道蠕动减轻症状。包括 H2 受体抑制剂、质子泵抑制剂、胃肠动力药、解痉药等。

手术治疗：适用于症状持续或加重，伴有体重减轻或贫血，药物治疗无效并且严重影响工作和生活的患者。主要术式有 Henle 手术、Tanner-Roux-19 术和 Roux-Y 术。

四、残胃癌

因各种良性病变而行胃部手术后5年以上,在残余的胃内发生的癌变。目前,对于其发病机制仍不清楚,认为胃大部分切除术后胃酸分泌减少,有利于细菌繁殖,细菌产生的毒素加上碱性返流性胃炎的长期共同作用,最终导致胃黏膜癌变。残胃癌大多发生在术后10~20年内,发病率在1%~5%。

临床表现:早期残胃癌多无症状,后期可出现腹胀和疼痛不适、吞咽困难、呕血、黑便、消瘦等。

治疗:早中期未出现转移的残胃癌应尽早进行手术治疗,晚期不可手术切除的可行综合治疗。对于出现梗阻,无法进食的患者,需要行姑息性手术解除梗阻。对于有胃部手术的患者,术后应规律复查,内容包括胃镜、CT、肿瘤指标等,争取早发现、早治疗。

五、术后粘连性肠梗阻

由于手术造成腹腔内肠粘连而导致肠内容物在肠道中不能顺利通过和运行,这种症状就是术后粘连性肠梗阻。腹腔是一个密闭的空间,胃肠道在腹腔内有一定的活动度,有利于肠道的蠕动和排空。当出现腹腔感染或行腹部手术时,由于破坏了腹腔的密闭性,加上术后腹腔渗液、积血和炎症刺激,导致腹腔内的肠管相互粘连,影响肠管的正常蠕动和排空。

临床表现:多在术后几个月内出现,表现为餐后腹部饱胀、疼痛不适,伴有恶心,严重的可有喷射状呕吐,呕吐后腹胀、腹痛可缓解，伴有停止排气、排便。

治疗：一般以保守治疗为主，出现完全性肠梗阻、绞榨性肠梗阻或保守治疗无法缓解时才考虑手术治疗。

保守治疗：禁食、胃肠减压（放置胃管）、抑酸、抑酶、补液、营养支持治疗。

手术治疗：适用于保守治疗无效或出现急腹症患者，手术方式包括解除粘连、切除梗阻肠管等。

>>>> 六、营养相关并发症

由于胃大部分切除术后，胃容量减少，容易出现饱胀感，使患者摄入不足，引起体重减轻、营养不良。胃次全切除后胃酸减少，壁细胞分泌内因子不足，使铁和维生素 B_{12} 吸收出现障碍，可引起贫血。

治疗：行全胃切除后的患者，术后应适当补充铁剂和维生素 B_{12}（营养不良、贫血）。

（朱锦涛　何裕隆）

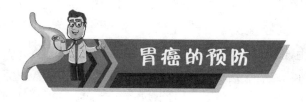

胃癌的预防

现在很多人谈癌色变,其实癌症并没有我们想象中的那么可怕。人体中其实每时每刻都在不断地产生着癌细胞,但我们为什么又没有长出肿瘤呢?其实,我们身体内的各种各样的病变或者坏死的细胞都被我们自身的免疫系统清除掉了。可以说,在一般情况下,出色的免疫力是保护我们身体最有力的武器。这就像是一场拉锯战,当我们的身体素质在我们自身的努力下越变越好,癌细胞就会有越来越低的可能去破坏我们的身体,我们患上癌症的概率也就会更低。

〉〉〉〉 一、养成良好的习惯

(1)定期加强体育锻炼以提高自身免疫力,这样就有了更好的身体素质,降低了肿瘤发生的概率。要注意保持体形,世界癌症研究基金会在《食物、营养、身体活动与癌症预防》报告中指出:"腰围每增加一英寸,患癌症的风险将增加8倍。"

(2)合理使用医药用品,切勿滥用药物及避免过量的放射线。某些药物的长期刺激,都可能使胃黏膜充血,并影响胃的正常运动和胃酸的分泌,以致胃黏膜炎症、胃溃疡,进而导致癌变。

(3)日常注意饮食营养的均衡,不偏食,适量摄入富含维生素 A、维生素 C、维生素 E 和微量元素硒的食物，提高自身抗癌能力。研究证实，水果和蔬菜可能降低多种癌症（包括口、咽、喉、食道、胃、肺部位癌症）的发生概率。水果、蔬菜中富含维生素 C 和 β-胡萝卜素（维生素 A 的前体），能阻断强致癌物的合成，抑制其活化，促进其代谢，并刺激体内抗肿瘤免疫系统。蔬菜和水果中含有防癌的抗氧化剂，例如 β-胡萝卜素、叶酸、叶黄素等，经常食用黄绿色蔬菜能明显降低胃癌发生的概率。另外，蔬菜水果还是膳食纤维的宝库，可吸附杂环胺并降低其活性，对预防胃癌有很积极的作用。大量科学研究证明，每天增加蔬菜和水果的摄入量可降低人类癌症发生的概率，如果每天蔬菜的摄入量从 100 克增加到 350 克，患胃癌的概率可降低 60%；如果每天水果的摄入量从 50 克增加到 300 克，患胃癌的概率可降低 50%（见图 1）。

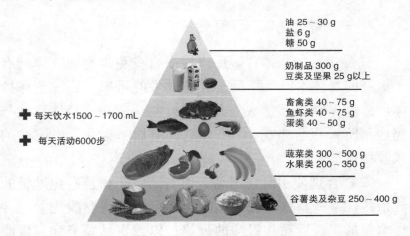

图 1　中国居民平衡膳食宝塔

（4）注意饮水健康：饮用温开水、矿泉水或纯净水，不饮用天然水、自来水或者山泉水。含有重金属的水以及工业污染的水容易导致肿瘤的发生。

>>>> 二、避免不当的生活习惯

1. 拒绝熬夜及过度劳累

工作紧张，生活节奏快，心理压力大，夜生活过度，加班加点，饥饱无度，这些都有可能为患胃癌留下隐患。睡眠可以使身体各脏器得到很好的休息，而缺乏睡眠则会严重影响身体健康，甚至可能导致胃癌的发生。虽然目前难以确定胃癌与睡眠不足的关系，但研究显示睡眠不足会降低胃部血液流量，削减胃的自保能力，大大增加患胃溃疡的概率。因此，不熬夜也是预防胃癌的措施之一。

2. 戒烟和减少酒精摄入量

吸烟和过度饮酒会增加人类患癌症的危险性，尤其是患肺癌、口腔癌、咽喉癌、食管癌、胃癌、肝癌、结直肠癌和乳腺癌的危险性。研究证实，乙醇（酒精）能使患胃癌的危险性提高2倍，吸烟也能增加患胃癌的危险性，如果过度饮酒再加上吸烟，则患胃癌的危险性更大。

3. 不吃霉变的食物

霉变食物是指受到真菌毒素污染的食品，我国胃癌高发区居民常有食用久贮可能霉变食物的习惯，胃癌高发区居民胃液中的真菌检出率也明显高于胃癌低发区。霉变的食物中含有大量的致癌物质和有毒物质，不宜食用。由于我国许多地方气候潮热，加之粮食收储条件不完善，粮食容易霉变变质。霉变的大米、玉米、麦子、花生不仅可致胃癌，还会增加患肝癌的风险。

4. 少吃熏制、油炸、烧烤食物

油与肉经过高温烘炙就会产生芘类化合物，其中的典型代表就是致癌物苯并芘。熏肉、香肠等则含有亚硝酸盐等致癌物质。

5. 少吃腌制食物

摄盐量与高血压成正相关，咸食会引发胃病。当胃接纳了过量的高盐食物后，由于盐的渗透压较高，对胃黏膜会造成直接损害。胃黏膜是胃健康的自我保护屏障，高盐饮食会使这一屏障的上皮细胞对致癌物的敏感性增强。高盐饮食地区往往是胃癌高发区。腌制食品中，不仅含盐量远远高于新鲜食物，而且还存在 N－亚硝基化合物含量高、维生素大量被破坏、食物 pH 低、霉菌污染严重等诸多问题。

6. 避免冷热等过强的物理性刺激

避免过度的冷、热、硬、辣、酸等食物的物理性刺激，少吃刺激性强的食物，尽量细嚼慢咽，避免药物滥用，无论对消化、营养吸收，还是对胃本身的健康都是有益的。

▶▶▶▶ 三、保持心情愉悦舒畅

人们的精神、心理因素对胃肠道功能的调节有着不可忽视的作用，当人过度疲劳、精神紧张、情绪抑郁、惊恐不安、过度焦虑时，交感神经过度兴奋，从而使神经系统对内脏活动的调节失控，造成内脏功能紊乱、胃肠本身营养障碍、黏膜充血、水肿发炎，进而发生糜烂和溃疡。由此可见，保持乐观、开朗，避免精神过度紧张，对预防胃癌有重要的意义。

▶▶▶▶ 四、定期体检参加筛查

降低胃癌死亡率的最有效的方法是早期发现病灶，定期体检有利于早期发现和早期诊断胃癌及其癌前疾病。针对胃癌高危人群及普通人群的胃癌筛查情况，可以发现一些无症状的早期胃癌患者，符合条件的人群应积极参与这些筛查工作（具体筛查内容请见相关章节）。

（马军鸣　张常华）

胃癌的筛查

胃癌的筛查是贯彻肿瘤"三早"原则的关键措施,通过筛查可以早发现、早诊断,进而开始早治疗。"三早"原则在癌症预防方面有着非常重要的指导意义,也是早期发现癌症和癌前病变的重要途径。下面针对高危人群的分类和筛查方法进行简要阐述。

一、高危人群

以下人群需要进行早期胃癌筛查:

(1)患有癌前疾病者。如胃溃疡患者、胃息肉患者、慢性萎缩性胃炎患者、胃部分切除患者、恶性贫血患者、胃黏膜巨大皱襞症患者等。

(2)发生癌前病变者。癌前病变指容易发生癌变的胃黏膜病理组织学改变,但本身尚不具备恶性特征,如胃黏膜肠上皮化生、黏膜上皮异型增生。

(3)其他高危人群。胃癌高发地区年龄50岁以上人群,男女不限;胃癌患者的亲属。

具有以上特征的胃癌高危人群,应进行常规体检和进一步的胃癌筛查。

二、筛查方法

常用的胃癌筛查方法有以下几种:

（1）胃镜。胃镜检查是利用一条直径约 10 mm、前端装有内视镜的包裹导光纤维的细长管子，由嘴中伸入受检者的食道、胃、十二指肠，借由光源器所发出的强光，照亮消化道内视野，其反射光经由导光纤维可使光转弯，使医师可以从另一端清楚地观察上消化道内各部位的健康状况。必要时，可由胃镜上的小洞伸入夹子取组织做病理切片检查。胃镜检查能直接观察到被检查部位的真实情况，更可通过对可疑病变部位进行病理活检及细胞学检查，进一步明确诊断，是上消化道病变的首选检查方法。

优点：检查无死角；可取组织行病理诊断，病理诊断是金标准；检查时间短，平均 5 分钟；安全度高，同时可以行内镜下治疗。

缺点：内镜检查依赖设备资源和内镜医师水平，患者有一定的不适感。

（2）大便潜血检测。在没有任何症状前，肿瘤组织有时会发生糜烂或溃疡，会渗出少量血液，血液进入大便中被排出。大便隐血试验可检测大便中的少量血液成分。胃癌患者常出现大便潜血阳性，甚至肉眼黑便，长时间血液丢失会导致患者出现贫血症状。大便潜血常常用于门诊胃肠肿瘤的筛查，其优点为成本较低、简单快捷和无创性，其缺点为特异性不高、诊断可能出现假阳性，不够准确。

（3）钡餐 X 线造影。钡餐造影即消化道钡剂造影，是指用硫酸钡作为造影剂，在 X 线照射下显示消化道有无病变的一种检查方法，造影片可显示充盈缺损、皱襞消失、蠕动降低等。与钡灌肠不同，钡餐造影检查是通过口服的途径摄入造影剂，可显示整个消化道，尤其是上消化道更

加清晰。钡灌肠检查造影剂是通过肛门途径进入结肠,主要检查结直肠和肛门情况。钡餐 X 线造影的优点:对整个胃的形态观察好,使用广泛;无痛苦;可检测胃黏膜蠕动功能,可以发现革囊胃或皮革胃。钡餐 X 线造影的缺点:存在盲区,可能漏掉小病变,不能确定病变的性质,接触射线。

(4)消化肿瘤标志物。肿瘤标志物(又称"肿瘤标记物"),是指特征性存在于恶性肿瘤细胞,或由恶性肿瘤细胞异常而产生的物质,或是宿主对肿瘤的刺激反应而产生的物质,并能反映肿瘤发生、发展,监测肿瘤对治疗反应的一类物质。存在于肿瘤患者的组织、体液和排泄物中,能够用免疫学、生物学及化学的方法检测到。

血清癌胚抗原(carcinoembryonic antigen,CEA)、CA19-9 和 CA72-4 是临床应用最广泛的针对胃癌的肿瘤标志物。胃癌分期越早其敏感性越低,越难以检测,单项指标检测敏感性各家报道差异较大,为 20%～50% 不等,多项联合检测敏感性可提高,但一般也只有 50%～70%。在局限于黏膜层和黏膜下层的早期胃癌中其敏感性不足 10%。该检查的优点为通过血液检测,不适感低,可大样本筛查。其缺点在于检测敏感性较低。

此外,近年来全基因组测序也开始在临床应用,通过基因突变可以早期发现癌症的高位人群和早期胃癌患者。但是,该方法费用较高,不适应筛查,对于应有明显遗传倾向的高危人群,基因检测和遗传咨询还是有利于胃癌和相关肿瘤的早期发现和早期诊断的。其他的措施如全身 PET,不建议用于筛查和术前分期诊断,但是,对于晚期胃癌患者了解全身情况对应指导治疗方案选择有一定的意义。

>>>> 三、早期胃癌筛查流程

早期胃癌筛查流程（见图1）。

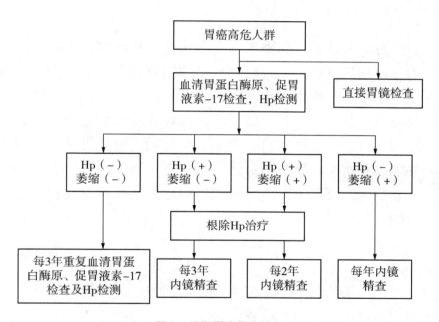

图1　早期胃癌筛查流程

（黄景萱　张常华）

胃癌的随访

▶▶▶▶ 一、随访的目的

胃癌患者在完成手术治疗和化疗之后，随访成为整个治疗过程的重点。术后约60%的患者出现复发，其中，淋巴结转移是胃癌患者复发的主要原因之一。复发的部位主要有原位复发、腹膜转移复发、肝转移及肺转移等。尽管随访本身并不能够延长患者的生存时间，但是可及时发现肿瘤复发状况、患者的身体生理状态及手术和化疗的一些并发症等，有利于医生及时做出治疗方案的调整并提高患者的生活质量。

▶▶▶▶ 二、随访项目

在随访的过程中，医生将会询问你身体状况存在的问题，通过各种实验室检查、影像检查来寻找体内肿瘤的信号以及治疗的一些副反应。几乎所有的肿瘤治疗都存在或轻或重的副反应，有的持续几周至几个月，有的终生存在。因此，如果你有任何身体和生理方面的情况变化，都应尽快告知你的治疗团队。

美国国立综合癌症网络（National Comprehensive Cancer Network，NCCN）发布的胃癌指南，建议胃癌患者接受根治性手术后定期随访，早期发现复发转移。《NCCN胃癌临床实践指南》（2015.V2版）对胃癌随访内容和时间建议如下：

（1）每3～6个月做一次病史和体格检查，共1～2年；每6～12个月做一次病史和体格检查，总共3～5年，每年随访一次。复查时要了解腹部有无肿块、肝脏是否增大、脐部状况、左锁骨上窝有无淋巴结肿大、直肠前凹能否触及肿块等。

（2）每次可视情况进行血常规、生化检查、胸透以及腹部B超检查，必要时做CT、胃镜等其他特殊检查，以明确是否有复发或远处转移。

（3）手术后的患者，特别是进行了胃大部切除和全切除的患者，由于正常胃肠道解剖结构和生理结构的改变，应该向营养师咨询以调整适合患者的饮食习惯。同时，应该定期监测营养缺乏情况（如维生素B_{12}、铁），必要时予以治疗补充。

此外，随访时还要注意患者的生活质量，如餐次、食量，有无倾倒综合征或胆汁返流现象，体重变化情况，生活起居是否正常，体力情况，能否恢复正常工作等，以便进行适当的对症处理。

整个治疗过程完成后，还是需要定期去看医生并做一些检查以排除肿瘤复发和转移的可能。在没有明确症状的前提下，专家们不推荐进行其他肿瘤的相关检查。因此，如果有其他不适症状和困惑，请及时告知医生。胃癌幸存者应该遵循美国癌症协会对癌症的早期检测指南，远离酒精类制品。同时，吸烟会增加很多肿瘤发生的风险。为了维持健康的生活方式，胃癌幸存者应该：①维持适当的体重；②采纳一种健康的生活方式；③保持健康的饮食习惯，如多吃青菜；④限制酒精的摄入量，男性每日摄入的纯酒精量应不超过 25 克，女性每日摄入的纯酒精量不超过 15 克。

>>>> 三、忠告

在随访阶段，患者保持良好的身心健康至关重要。尽管根治性手术、术前术后化疗以及适当的检查和随访会花费很多，部分胃癌的复发还是难以避免的，一旦复发应遵循医生的建议，积极进行检查并采取相应的有效治疗措施。

（向　臻）

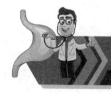

附录　常见问题解答

1. 正常人感染 Hp 是否一定会患胃癌？

答：不一定。正常人群中约有 65% 的 Hp 感染率，约 80% 的 Hp 感染者可终生无自觉症状，10%～20% 的 Hp 感染者会出现临床疾病状态，其中发展成为癌前病变患者的只有 1%～3% 在长达数十年的感染中发展成胃癌。虽然 Hp 感染在胃癌的所有病因中所占比重尚未明确，但研究发现 Hp 感染可使胃癌发生的危险性增加 3～6 倍。因此，WHO 将 Hp 感染作为胃癌的 I 类（即肯定的）致癌因子。另外，在下列情况下发现 Hp 感染是需要行 Hp 感染根治的：胃溃疡合并 Hp 感染、Hp 阳性慢性胃炎伴消化不良、慢性胃炎伴胃黏膜萎缩糜烂、早期胃癌切除术后、长期服用质子泵抑制剂（例如，奥美拉唑、埃索美拉唑等）、长期服用非甾体消炎药（如阿司匹林）、有胃癌家族史、患有胃黏膜相关淋巴样组织淋巴瘤以及个人要求治疗者。

2. 胃癌是否会遗传？

答：胃癌有家族聚集现象，一方面，胃癌有遗传易感性，胃癌患者有血缘关系的亲属其胃癌发病率较正常人群高 2～3 倍，而且一级亲属发病率远高于二级亲属；另一方面，胃癌的家族聚集现象有可能是长期共同的环境或饮

食（如环境污染、长期食用类似的腌制食品等）所导致的，而不能单纯地认为是遗传因素。

目前，发现某些特殊种类的胃癌或胃癌相关的癌症有较显著的遗传倾向，如遗传性弥漫性胃癌（HDGC，有家族史的男性与女性在 80 岁之前患胃癌的风险分别为 67% 和 83%）、Lynch 综合征（又称为"遗传性非息肉性结直肠癌"，1%～13% 的患者合并胃癌）、幼年型息肉症（JPS，存在胃息肉的 JPS 患者患胃癌的风险为 21%）、Peutz Jeghers 综合征（PJS，与 STK11/LKB1 基因变异有关，有 PJS 的患者有 29% 的胃癌发病率风险）、家族多发性结肠息肉病（FAP，胃息肉中有 10% 是胃腺瘤样息肉，并最终会演变成为胃癌，有 90% 是良性非腺瘤样胃底腺样息肉，但其中约有 50% 的患者发展为 FAP）。

3. 患者全胃切除后吃东西还能消化吗？对营养状况有什么影响？

答：全胃切除术后，胃的解剖结构消失，虽然有部分小肠段代替胃的功能，但术后较短时间内胃原本的贮存食物、研磨食物的功能会有一定程度的受损。然而，根据大量的临床观察，多数全胃切除术后的患者在饮食的逐步调整下，可以在 3 个月到半年的时间内恢复正常饮食。前 3 个月少食多餐（每日 6～8 餐），3 个月后小肠可以代替部分胃功能，一日三餐即可保证正常生活需要。

另外，全胃切除术后胃壁细胞缺乏导致内因子缺乏，维生素 B_{12} 的吸收受阻，需要额外进行补充。

4. 胃癌是否会传染，正常人能否和胃癌患者一起吃饭？

答：胃癌不会传染，正常人可以和胃癌患者一起吃饭。胃癌不是传染性疾病，因为胃癌细胞并不会像病原体一样以活体形式不断地排出宿主体外，更不会通过日常接触、空气或者食物来进入其他人体内，并且成为"种子"，演变成胃癌。胃癌细胞并不具备脱离正常组织器官而存活于自然环境的能力，人工培养胃癌细胞往往需要依赖实验动物活体或者要求适当的培养环境。另外，没有证据表明与胃癌患者密切接触的人（如陪护者）胃癌发病率增高。因此，胃癌不会传染，与胃癌患者共同就餐是安全的。

5. 胃癌患者术后多久开始化疗？

答：胃癌患者术后辅助化疗适于术后病理分期为IB期伴淋巴结转移，或Ⅱ期及以上者。为了兼顾术后组织良好生长和尽快接受化疗两个方面，一般术后2～4周开始化疗，做8～12个疗程，尽量做到不间断序贯治疗。

6. 胃溃疡与胃癌有什么关系？

答：胃溃疡是胃癌的癌前疾病，慢性迁延不愈的胃溃疡应高度怀疑为胃癌。胃溃疡发展成胃癌的可能性与胃溃疡的患者年龄、持续存在时间、溃疡部位、溃疡大小有关。因此，各位胃溃疡患者一方面不可轻视胃溃疡的治疗，另一方面要注意按医嘱定期复查（如钡餐、胃镜）以明确溃疡性质的改变。

7. 中药能否治疗胃癌？

答：胃癌的治疗是一个系统性工程，我国目前治疗胃癌仍采取手术、化疗放疗为主的综合治疗。中医药在胃癌综合治疗中可能有一定辅助治疗作用，但目前尚缺乏循证医学证据。

8. 咨询渠道

http://www.cancer.gov/.

http://www.cancer.org/cancer/stomachcancer/.

（黄伟斌　张常华）